CB047343

Viver sem Roncos

Viver sem Roncos

Como Evitar os Distúrbios Respiratórios do Sono e as Doenças que Eles Provocam

Lucas Neves de Andrade Lemes
Médico Doutor em Biociências e Professor-Adjunto de Cirurgia Otorrinolaringológica da Universidade do Estado do Rio de Janeiro
Especialização em Medicina do Sono pela Universidade Federal de São Paulo

Holmes Antonio Vieira Martins
Médico Pediatra e Psiquiatra
Especialização em Doenças Cardiovasculares pelo Instituto Nacional de Cardiologia de Laranjeiras, RJ

Prefácio
Moacyr Scliar
Médico Especialista em Saúde Pública
Membro da Academia Brasileira de Letras

Apresentação
Helion Póvoa Filho
Médico Precursor da Medicina Ortomolecular no Brasil
Membro da Academia Nacional de Medicina

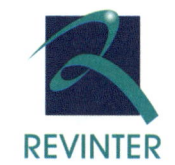

REVINTER

Viver sem Roncos – Como Evitar Distúrbios Respiratórios do Sono e as Doenças que Eles Provocam, Segunda Edição
Copyright © 2010 by Livraria e Editora Revinter Ltda.

ISBN 978-85-372-0309-5

Todos os direitos reservados.
É expressamente proibida a reprodução
deste livro, no seu todo ou em parte,
por quaisquer meios, sem o consentimento
por escrito da Editora.

Contato com os autores:
LUCAS LEMES
drlucaslemes@gmail.com

HOLMES ANTONIO
ouvirundum@gmail.com

CIP-BRASIL. CATALOGAÇÃO-NA-FONTE
SINDICATO NACIONAL DOS EDITORES DE LIVROS, RJ

L57v
2.ed.

Lemes, Lucas Neves de Andrade
  Viver sem roncos / Lucas Neves de Andrade Lemes, Holmes Antonio Vieira Martins. - 2.ed. - Rio de Janeiro : Revinter, 2010.
  il.

  Inclui índice e Bibliografia
  ISBN 978-85-372-0309-5

  1. Distúrbios do sono. 2. Ronco. 3. Síndrome de apnéia do sono - Diagnóstico. 4. Síndrome de apnéia do sono - Tratamento. I. Martins, Holmes Antonio Vieira. I. Título.

09-5427.   CDD: 616.209
                CDU: 616.211-008.4

A precisão das indicações, as reações adversas e as relações de dosagem para as drogas citadas nesta obra podem sofrer alterações.
Solicitamos que o leitor reveja a farmacologia dos medicamentos aqui mencionados.
A responsabilidade civil e criminal, perante terceiros e perante a Editora Revinter, sobre o conteúdo total desta obra, incluindo as ilustrações e autorizações/créditos correspondentes, é do(s) autor(es) da mesma.

Livraria e Editora REVINTER Ltda.
Rua do Matoso, 170 – Tijuca
20270-135 – Rio de Janeiro – RJ
Tel.: (21) 2563-9700 – Fax: (21) 2563-9701
livraria@revinter.com.br – www.revinter.com.br

Esta segunda edição é dedicada à memória de
Aloysio Resende Neves, médico brasileiro que, em 1941,
descreveu o princípio da anticoncepção hormonal, evento
precursor de uma revolução sexual que mudou a
face do mundo.

Agradecimentos

Agradecemos a todos os amigos e colaboradores que, direta ou indiretamente, tornaram possível o processo de transformar uma ideia em um projeto, um projeto em um estudo, e um estudo neste livro, *Viver sem Roncos*. A todos vocês, o nosso muito obrigado.

Apresentação

"Ria e o mundo rirá com você. Ronque e dormirá sozinho."

Anthony Burgess

Viver sem Roncos, o magnífico livro de Lucas Lemes e Holmes Antonio, evidencia, por mais difícil que fosse aceitar, a correlação entre roncos e o que chamamos de estresse oxidativo, o excesso de radicais livres.

Os radicais livres, substâncias altamente deletérias para o organismo, constituem-se em agentes causadores de um sem-número de patologias, como câncer, aterosclerose, problemas neurológicos etc.

Mais recentemente, pesquisas verificaram que o óxido nítrico – fundamental em vários processos fisiológicos (da memória ao crescimento do cabelo), no envelhecimento e na prevenção de infarto, derrame cerebral e câncer – também pode ser afetado pelos radicais livres.

"Cedo verifiquei que nossa ciência/Ainda é a topografia da ignorância/Teorias em completa discordância/E assim, destarte, uma total carência/A explicar os fenômenos da vida!/E vi que árduo seria o caminhar./A quem quer nos arcanos penetrar/Esmiuçando a sua total inerência!" Assim publicamos em nosso livro *As Estações da Vida*, marcando o quanto ainda ignoramos sobre a causa de vários processos no organismo.

Viver sem Roncos explica, entre outras coisas, a frequente associação de problemas cardiovasculares em indivíduos com roncos (apneia do sono). Trata-se de uma excepcional obra sob o ponto de vista científico.

*Helion Póvoa Filho**

---

*O Dr. Helion Póvoa Filho é precursor da medicina ortomolecular no Brasil e se consagrou como um dos mais respeitados especialistas na área de nutrição e bioquímica. Membro da Academia Nacional de Medicina, pesquisador da Fiocruz e professor-visitante de Nutrição em Harvard, Póvoa possui inúmeros trabalhos publicados no exterior.

Prefácio

> "A gente devia poder negociar nossa pena. Eu me comprometeria a só usar meu tempo recuperado do sono para fins nobres, como ler meus livros. Que se amontoam na mesa de cabeceira, testemunhas mudas do desperdício, que é pior castigo do que o sono. Sem falar, é claro, na humilhação, nas posições ridículas e nos roncos de suíno."
>
> Luis Fernando Veríssimo

Conta a Bíblia que, para criar a primeira mulher, Deus mergulhou Adão em um sono tão profundo, que permitiu a extração de uma costela sem que o primeiro homem sequer notasse. Podemos concluir, do relato bíblico, que Adão não sofria de distúrbios do sono. Porque, se sofresse, no mínimo, dificultaria tremendamente o trabalho do Criador.

Nem todos temos a mesma sorte de nosso ascendente bíblico. Distúrbios do sono são extremamente frequentes, e causa de transtornos, de sofrimento, e também de problemas graves para muitas pessoas. E é um problema do qual nem sempre a pessoa se dá conta, justamente porque ocorre quando se está dormindo. Não raro, o distúrbio do sono é diagnosticado pelo cônjuge, por exemplo. É o que acontece quando a pessoa ronca, penosa situação que atormenta muitos casais; forma-se, então, como diz um dos capítulos desta obra, "um triângulo amoroso do barulho".

Mas este sofrimento tem, sim, solução. E o primeiro passo para isto é entender o que se passa quando a pessoa sofre de distúrbios respiratórios do sono, dos quais o ronco é a expressão mais conhecida (e constrangedora), mas não a única. É o que pretendem Lucas Lemes e Holmes Antonio neste *Viver sem Roncos – Como Evitar os Distúrbios Respiratórios do Sono e as Doenças que Eles Provocam*. Ambos são bem qualificados para tal. Lucas Lemes, otorrinolaringologista, é especialista em Medicina do Sono pela Universidade Federal de São Paulo. Holmes Antonio é psicanalista e psiquiatra. Em uma linguagem simples, acessível, mas sem jamais abandonar o rigor científico, Lucas Lemes e Holmes Antonio nos explicam o que é, exatamente, o ronco, os problemas de saúde enfrentados pelas pessoas que roncam, a relação entre ronco e doenças e as consequências emocionais desta situação. E, tendo descrito o problema, vão à solução, falando sobre o tratamento específico do ronco e da apneia e dando dicas gerais para dormir melhor.

Enfim, uma obra oportuna, que se transformará em livro de cabeceira para muitas pessoas. E, da cabeceira, garantirá a elas um sono melhor.

Moacyr Scliar*

---

*Moacyr Scliar é médico, especialista em saúde pública e Doutor em Ciências pela Escola Nacional de Saúde Pública (ENSP). É escritor, autor de 68 obras, várias delas sobre temas médicos.

Introdução

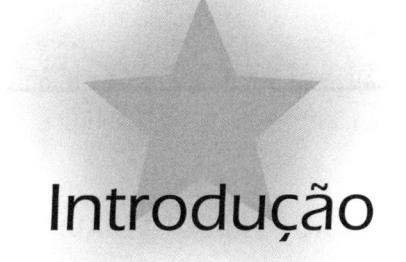

> "Nossas outras necessidades fisiológicas – a alimentação, a evacuação, o sexo e a vontade de, vez por outra, dar um peteleco em alguém – podem ser resolvidas em pouco tempo e estão sob nosso relativo controle. O sono não."
>
> Luis Fernando Veríssimo

O ronco, a manifestação mais conhecida dos distúrbios respiratórios do sono, não é e nunca foi uma coisa normal. Pesquisas recentes têm revelado que a origem de várias doenças pode estar em distúrbios que só aparecem enquanto se está dormindo. Estas doenças, que surgiriam durante o sono, constituem um assunto ainda muito pouco difundido, que só agora começa a ganhar espaço e estudos.

O ronco é o sinal de alerta para a Apneia Obstrutiva do Sono. Como o nome está dizendo, trata-se de uma falta de ar (apneia) causada por uma obstrução nas vias respiratórias (obstrutiva), que ocorre enquanto se está dormindo (do sono). Embora a apneia obstrutiva do sono ainda seja uma doença pouco conhecida, é uma condição muito mais comum do que parece: a apneia tem a mesma incidência na população que a asma brônquica. Acomete principalmente os homens adultos, não poupando, porém, uma boa parcela da população feminina. Adolescentes e crianças também são afetados. A apneia do sono pode levar prejuízos à saúde e à vida.

Várias são as condições que podem causar interferências no sono normal. Estas condições podem ser externas à pessoa (ambiente inadequado: barulho, luz em excesso, por exemplo) ou internas (causas subjetivas: emocionais e/ou causas orgânicas: distúrbios respiratórios, por exemplo).

■ ACIDENTES DE CARRO E DISTÚRBIOS DO SONO

A apneia do sono é uma das principais causas do adormecer ao volante. Para se ter uma ideia da dimensão do problema, em estatísticas confirmadas, verificamos que 20% dos acidentes automobilísticos são causados por motoristas afetados pela sonolência ao volante. Ninguém dorme ao volante porque quer. Dormir ao volante é uma atitude involuntária que se instala no motorista apesar das suas tentativas de permanecer acordado, inclusive quando sob o uso de substâncias estimulantes do sistema nervoso (p. ex., cafeína ou mesmo medicações e drogas ilícitas).

■ CARREIRA PROFISSIONAL E PRODUTIVIDADE E DISTÚRBIOS DO SONO

A longo prazo, os roncos e suas consequências afetam a quantidade e a qualidade de vida. Os roncos não devem ser encarados como simples chateação para aquele que está ao lado de quem ronca. Os efeitos da apneia sobre a atenção, a memória e a cognição repercutem na capacidade de qualificação profissional, na produtividade individual e, inclusive, em seus momentos de lazer.

■ PREJUÍZOS AOS COFRES PÚBLICOS E PRIVADOS

Ser portador de apneia do sono é ter prejuízo. Não se trata somente de um problema individual. A apneia do sono produz uma sangria não só no orçamento privado, mas, principalmente, no orçamento público, ao produzir acidentes, mortes precoces, faltas ao trabalho, redução de produtividade e queda na qualidade de vida. É uma questão de ordem pública. Os governos podem e devem participar de iniciativas que visem ao seu diagnóstico precoce e ao seu tratamento, pois instituir tratamento precoce aos roncos e à apneia previne uma série de doenças produzidas por estes distúrbios do sono, como, por exemplo, doenças no coração. Trabalhando com medicina preventiva, os custos globais com os tratamentos hospitalares são reduzidos, e os recursos que assim se tornam disponíveis podem ser utilizados em outros programas da agenda social dos governos.

■ AS COMPANHIAS DE SEGUROS E OS RONCOS: TRABALHANDO NA PREVENÇÃO

As próprias companhias de seguros, que têm todo o interesse nos investimentos em medicina preventiva, já começam a se beneficiar da possibilidade de tratamento dos portadores de distúrbios do sono. O tratamento destes distúrbios propicia a redução da incidência e da prevalência de uma série de doenças, orgânicas e mentais. Consequentemente, os custos globais de tratamento médico serão reduzidos, podendo (e devendo) repercutir positivamente nos custos finais dos seguros que são repassados à população. Em outras palavras, ficará mais barato tratar-se e, possivelmente, também, ficará mais barato contratar seguros de saúde.

INTRODUÇÃO

■ DOENÇAS E DISTÚRBIOS DO SONO

Roncar não é normal. O ronco é um estridente sinal de alerta de uma grave doença que só agora está sendo revelada: a apneia do sono, a obstrução completa das vias respiratórias durante o sono.

A obstrução provocada pelos roncos e a apneia produzem uma série de alterações no organismo. Leva à menor oxigenação do coração, do cérebro e de outros órgãos, podendo causar diversas doenças e distúrbios orgânicos e do comportamento, até mesmo a morte. Descobriremos em *Viver sem Roncos* que afirmações do tipo "morreu em paz, dormindo, com o rosto sereno" não passam de conversa fiada. Uma grande parte das pessoas que morrem dormindo morre em virtude de distúrbios respiratórios do sono. Ou seja, morre literalmente asfixiada, como se tivesse suas narinas e boca tampadas durante o sono. Por estarem dormindo, ninguém percebe o que ocorreu, nem mesmo quem está ali ao lado, dividindo a mesma cama.

Para uma panorâmica da situação que iremos abordar ao longo do livro, vamos tomar como exemplo a hipertensão arterial, uma condição clínica bastante comum e que pode estar relacionada com os distúrbios do sono. A demonstração de que a pressão arterial sobe enquanto as pessoas roncam levantou a hipótese de que o ronco, por si só, pudesse ser um fator de risco para o surgimento e para a manutenção da hipertensão arterial. Estamos confirmando a relação direta que há entre o número de episódios de apneia nas pessoas durante uma noite de sono e o risco de hipertensão arterial. É bom que se afirme que isto independe de todos os fatores de risco para a hipertensão já desvendados: a partir dos 40 anos de idade, ser do sexo masculino, ter o peso corporal acima do normal e os hábitos e vícios de cada um (fumar, ser sedentário, comer além do necessário).

A hipertensão (nome completo: hipertensão arterial sistêmica idiopática) é uma das doenças que pode ser agravada, ou mesmo causada pelos distúrbios respiratórios do sono. A hipertensão, além de ser um problema de saúde por si só, predispõe ao surgimento de outras doenças do coração e aos acidentes vasculares cerebrais, os conhecidos derrames. Segundo estatísticas mundiais, estas doenças representam uma das principais causas de adoecimento e mortes na população adulta.

O nome hipertensão idiopática, aliás, deve ser revisto. Idiopática significa "de origem desconhecida". A partir do momento em que é estabelecida uma relação de causa e efeito entre os roncos e a hipertensão, ela, evidentemente, deixa de ser idiopática. Não significa dizer que não haveria outras causas para a hipertensão. Porém, as pessoas portadoras de distúrbios do sono representam uma porcentagem significativa dos portadores de hipertensão.

■ POR QUE, ENTÃO, UM ASSUNTO DESTA IMPORTÂNCIA DEMORA TANTO PARA VIR A PÚBLICO?

Por estarmos tratando de um tema tão novo e ainda desconhecido para grande parte da comunidade científica, o nosso objetivo inicial era escrever um texto dirigido aos médicos, para que eles pudessem inteirar-se das novas terminologias e dos procedimentos relativos aos cuidados com quem apresenta distúrbios do sono. Cabe-nos citar que não há nos currículos dos cursos de graduação das faculdades biomédicas, e, em especial, no curso de medicina, uma cadeira sobre o assunto que estamos abordando neste livro. Ou seja, um estudante de Medicina torna-se doutor sem saber tratar, ou antes, sem saber reconhecer adequadamente um distúrbio do sono. Fechar esta lacuna já nos parecia um objetivo bastante pretensioso. Verificamos, entretanto, a partir dos questionamentos que ouvíamos dos nossos pacientes e seus familiares em nosso consultório, que precisávamos, também, apresentar este assunto para a população.

O que consideramos ser o mais importante neste trabalho é podermos dizer que os roncos podem e devem ser tratados. *"Quem nunca teve um pai que ronca não sabe o que é ter pai",* nos disse Vinícius de Moraes, em uma época em que se precisava buscar alguma explicação poética ao ronco, esta coisa para a qual não se encontrava uma solução. Como os roncos são, há gerações, um elemento quase indissociável da vida privada de muita gente, nada mais sensato do que levarmos às nossas epígrafes o autor da *Comédia da Vida Privada*, o gaúcho Luis Fernando Veríssimo. Em seu conto "O Sono" (*Histórias Brasileiras de Verão*, Rio de Janeiro: Objetiva, 1999), Veríssimo brinca e nos faz rir com a desgraça alheia. O humor é bom para isto: recobrir o que não tem jeito; ou no caso dos roncos até há alguns anos, não tinha.

Em *Viver sem Roncos* dividimos com o leitor não só as conclusões dos nossos estudos; compartilhamos, acima de tudo, o percurso que nos permitiu chegar a estas conclusões. Ficaremos contentes em saber que o nosso livro o ajudará a construir dias (e noites, é evidente!) mais felizes e saudáveis.

Sumário

1. Roncar É Normal? 1
2. O Ato de Dormir 5
3. Sono e seus Distúrbios 11
4. Exame Clínico 15
5. A História do Ronco 21
6. Mecanismo de Produção dos Roncos 25
7. Desvendando os Distúrbios do Sono 31
8. Apneia Obstrutiva do Sono 37
9. Consequências Clínicas dos Roncos e da Apneia do Sono 45
10. Consequências dos Roncos sobre a Atividade Cerebral 49
11. Consequências dos Roncos sobre os Sonhos 53
12. Distúrbios do Sono e Radicais Livres *versus* Vasos Sanguíneos 57
13. Hormônios e Metabolismo 65
14. Problemas Cardiovasculares Relacionados – Via Produção de Radicais Livres – com os Distúrbios do Sono 71
15. Relacionando Ronco e Apneia com Doenças e Condições Humanas .. 75
16. Desfazendo Antigos Equívocos acerca das Doenças 85
17. Fatores de Risco e Fatores Agravantes da Apneia do Sono . 89
18. Consequências Sociais da Apneia do Sono 93
19. Queixas e Alterações Emocionais de Quem Ronca (e de Quem Convive com Quem Ronca) 97
20. O Dia a Dia de Quem Ronca 105
21. Dois Tabus – A Mulher que Ronca e o Homem Impotente 109
22. Tratamento Específico dos Roncos e da Apneia Obstrutiva 113
23. Dicas Gerais para Dormir Melhor 125
24. Distúrbios Respiratórios do Sono em Crianças 131
25. Distúrbios Respiratórios do Sono e Medicações Usadas no Brasil para Tratamento de Insônia 135
26. Considerações Finais 139

27 Glossário 141
   Bibliografia 145
   Índice Remissivo 147

ÍNDICE ESPECIAL
Casos Clínicos

1 Apresentação.. 3
2 João, 33 Anos 9
3 Tina, o Cão Labrador 28
4 Gilberto, 40 Anos 36
5 Francisco, 54 Anos 43
6 Augusto, 64 Anos 56
7 Olga, 70 Anos 63
8 Ricardo, 62 Anos 83
9 Maurício, 48 Anos 92
10 Joana, 30 Anos e Antenor Filho, 32 Anos 102
11 Antenor, 68 Anos 108
12 Sobre os Casos Clínicos Apresentados ao Longo do Livro 124

PARA COMPREENDER MELHOR, PARA SABER MAIS E QUADROS ILUSTRATIVOS

1 Origem da Palavra Ronco 3
2 Parassonias 13
3 Monitorizações Simultâneas Realizadas pela Polissonografia 14
4 Os Laboratórios que Estudam a Insônia e os
  Distúrbios Respiratórios do Sono em Tempo Real 14
5 Eu não Estou Sozinho! 28
6 Mecanismos de Regulação da Respiração 33
7 Uma Tempestade Silenciosa 41
8 Uma Pesquisa – Roncos e Aprendizado 52
9 As Fases do Sono e os Sonhos 54
10 Em Síntese, É isto o que Ocorre 58
11 Os Hormônios 66
12 Roncos e Obesidade 70
13 Doenças Cardiovasculares 73
14 Óxido Nítrico – Como nosso Corpo nos Protege contra os
   Radicais Livres 78
15 "A Casa e a Necessidade", de Jacques Monod – Uma Experiência
   Curiosa com o Código Genético 86
16 Alimentação e Envelhecimento 114

SUMÁRIO

ÍNDICE DE ILUSTRAÇÕES

1 Fig. 6-1. Estruturas das vias respiratórias: (**A**) palato duro; (**B**) palato mole; (**C**) pregas vocais. Níveis de obstrução: *1*. nasal. *2*. retropalatino. *3*. base da língua 26

2 Fig. 6-2. Pregas vocais, na laringe. Ver sua localização nas vias respiratórias, na Figura 6-1 27

3 Fig. 8-1. Angulação do fluxo de ar, das narinas até os pulmões. (**A**) Em bípedes (humanos); (**B**) em quadrúpedes. 39

4 Fig. 22-1. Dispositivo oral 123

5 Fig. 22-2. Aparelho de CPAP nasal: (**A**) compressor; (**B**) máscara, tubos e tiras fixadoras 124

Viver sem Roncos

Roncar É Normal?

"O dia, ao que parece, foi encerrado com uma porção de vitela fria, uma garrafa de sopa de repolho azedo e um sono ferrado, um ronco puxado, como se diz em algumas partes do vasto império russo."

Nikolai Gógol

■ RONCAR É NORMAL?

Roncar não é normal. Se alguém de seu convívio disser que é natural, normal ou coisa parecida, você pode e deve contestar. Apresente provas, deixe que leia essas palavras escritas abaixo:

> **RONCAR, DEFINITIVAMENTE, NÃO É NORMAL.**

■ EXPLICANDO O QUE É A RESPIRAÇÃO NORMAL E A RESPIRAÇÃO COM RONCOS

Afinal, o que é o ronco?

O ronco é um som. Um barulho. É um ruído produzido na garganta a partir de alterações anatômicas de nossas vias respiratórias. Esse ruído ocorre durante a respiração, pela passagem do ar pelas vias aéreas estreitadas.

Como o ronco acontece?

Nosso corpo, de tempos em tempos, costuma emitir avisos quando alguma coisa no organismo não vai indo tão bem, ou quando ele está precisando de algo. Infelizmente, na maioria das vezes, essas informações (enviadas de nós para nós mesmos) são negligenciadas, por exemplo, ao deixar de comer quando se tem fome, ao deixar de dormir quando se tem sono. O ronco pode ser visto, melhor dizendo, ouvido como um desses avisos.

Sendo um aviso, o ronco é uma tentativa que nosso corpo faz para nos avisar que uma doença, a apneia obstrutiva do sono, está se instalando no organismo e algo deve ser feito para interromper este processo.

O ronco é o estágio inicial da apneia obstrutiva do sono. Em termos simplificados, a doença se manifesta por breves e sucessivas paradas na respiração durante o sono. Essas breves e contundentes obstruções respiratórias podem exceder, em alguns casos, a 300 episódios ao longo de uma noite de sono; aliás, de tentativa de sono. Esses episódios de apneia produzem, obviamente, um sono desconfortável, insatisfatório e sem repouso.

Enquanto há ronco, temos a certeza de que estamos diante de uma obstrução parcial das vias respiratórias. Quando o ronco cessa, na vigência de obstrução, temos caracterizada a apneia obstrutiva do sono. Uma pessoa que ronca pode levar anos até apresentar apneia. Porém, os danos que o ronco ocasiona começam a se instalar desde seu início.

▪ ALTERAÇÕES QUE OS RONCOS PROVOCAM NO ORGANISMO

As limitações respiratórias obstrutivas do ronco alteram os teores de oxigênio que chega às células e aos tecidos no nosso organismo. Essas interrupções no fluxo de ar que chega aos pulmões são extremamente breves (duram não mais que alguns poucos segundos), mas podem acontecer com frequência assustadora (algumas centenas de vezes durante uma única noite). A repetição desses eventos desencadeia uma sequência de fenômenos metabólicos que favorecem a instalação de inúmeras doenças, como teremos oportunidade de desvendar nos próximos capítulos.

ORIGEM DA PALAVRA RONCO

Pelas semelhanças que há entre os sons produzidos por quem ronca e por aqueles produzidos por um animal velho conhecido de todos, a origem etimológica da palavra ronco bem que poderia ter surgido do **"ROiNCCCo"**, o som emitido pelo porco.

De fato, sua origem (aquela referendada pelos dicionários especializados de língua portuguesa e de etimologia) nos é indicada como estando no idioma grego.

Rhógchos, do grego, chegou ao latim como *ronchu*, onde o *ch* tem o som do *k*. O verbo *ronchare* em latim, assim, é lido como *"ronkar"*, ou seja: "roncar".

O dicionário Aurélio, em sua última edição, nos traz como definições de ronco três que nos interessam:

1. "O som grave, barulhento, da respiração de quem ronca dormindo."
2. "Medicina. A respiração cava e difícil dos apopléticos e agonizantes."
3. "O grunhir dos porcos."

É fato que muitos sons e palavras têm suas origens em fatos corriqueiros, eventos comuns do dia a dia. E as onomatopeias (palavras originadas do som que elas representam) são um fenômeno relativamente comum para a formação das palavras. O vocábulo ronco encarna bem esta possibilidade onomatopeica de sua origem.

CASO CLÍNICO

Eu não estou sozinho!

Relataremos ao longo de *Viver sem Roncos* alguns casos clínicos emblemáticos de alguns pacientes que nos procuraram. Todos os nomes dessas pessoas foram modificados e alguns fatos descritos foram adaptados para salvaguardar suas identificações.

2
O Ato de Dormir

"O sono nos puxa para sua masmorra e nos mantém lá, arbitrariamente, o tempo que quiser, sem sursis e sem apelação."

Luis Fernando Veríssimo

■ O QUE É DORMIR?

Nosso cérebro nunca para, nem durante o sono. Apresenta duas formas distintas de atividade: a vigília e o sono. As atividades cerebrais de vigília acontecem durante o período no qual estamos acordados, e as atividades cerebrais do sono são particulares, evidentemente, ao período no qual dormimos.

É impossível viver sem dormir. Os períodos cíclicos e ininterruptos de sono e vigília, aparentemente tão diferentes, sustentam todas as nossas funções biológicas e intelectuais. Esta é uma verdade que vale por toda a nossa vida, desde o período intraútero de nossa existência. A saúde do organismo depende do adequado equilíbrio entre estas duas formas de atividade cerebral, e o sono, em particular, é o tema deste capítulo.

■ POR QUE DORMIMOS?

Dormir é uma função biológica essencial para a manutenção da vida, tão importante quanto comer, beber ou respirar. Essas quatro atividades – comer, beber, respirar e dormir – são consideradas essenciais, pois visam à manutenção da vida em suas atividades mais básicas. Privar um indivíduo de qualquer uma dessas funções biológicas culmina, num tempo maior ou menor, impreterivelmente, com a morte.

■ VIVER BEM A NOITE PARA VIVER O DIA

O sono é um período fundamental para qualquer atividade executada durante a vigília. Em experimentos com animais, o impedimento do sono leva à morte em apenas poucas semanas. São incompatíveis com a vida as alterações na fisiologia do organismo que surgem após um período de privação do sono.

Estamos sempre atentos à importância do ato de comer e beber (que geram prazer imediato ao saciarmos nossas fome ou sede) e com o ato da respiração (que gera desconforto imediato ao ser interrompida). Acontecendo num momento do nosso dia onde a relação com o mundo se processa sem interações ou contatos físicos concretos e quantificáveis, a atividade de dormir, por muita gente, é relegada a um segundo plano no rol das necessidades biológicas primárias. E isto acontece não só pelo julgamento da população em geral, mas, em especial e com raras exceções, com a comunidade científica, que só agora dedica ao tema a importância que ele tem.

Durante muito tempo, a Medicina interpretou o sono de modo limitado, embora tenhamos na ponta da língua o tempo que usamos com o ato de dormir (aproximadamente a terça parte de toda a nossa vida) e todos nós saibamos que uma noite bem dormida é fundamental para um despertar saudável e um dia harmonioso.

Todos nós dormimos. Uns dormem menos, outros precisam dormir mais, mas todos dormimos. A grande maioria da população imagina que o nosso corpo, ao dormir, comporta-se como um carro estacionado à noite: imóvel, inativo, com as luzes e o motor apagados. Ou então como um computador em modo *stand by*, programado para começar a funcionar em determinada hora ou na primeira balançada do mouse. Em absoluto, não é isso que acontece. A atividade do cérebro é contínua e frenética durante o sono, principalmente durante o momento em que os sonhos acontecem.

Quanto às nossas funções motoras, os nossos movimentos, ficam realmente imóveis quando dormimos. Esta imobilidade é uma condição necessária ao sono normal (o cérebro deixa de emitir os sinais de movimento para os nervos motores localizados na medula espinal). É como se fôssemos acometidos por uma paralisia geral temporária, que mantivesse funcionando apenas os músculos da respiração, estes sim independentes de funções voluntárias, assim como outro músculo, o coração, que também não para durante o sono. O despertar, por sua vez reativa, além de nossas funções motoras, nossa consciência.

■ O SONO É IGUAL DURANTE TODA A NOITE?

Ao longo do sono, as atividades cerebrais sofrem uma série de variações. Essas variações de atividade ficaram conhecidas, mais genericamente, como sono superficial e sono profundo. Essas fases do sono se alternam algumas vezes durante o ato de dormir. É a presença dessas fases que nos permite descansar adequadamente. Então, para que haja essa alternância, é necessário que o sono ocorra durante algum tempo mínimo, e que se proceda sem interrupções.

■ O SONO É IGUAL DURANTE TODA A VIDA?

A necessidade de dormir varia ao longo da vida de uma pessoa. O recém-nascido chega a dormir 20 horas por dia. Aos 2 anos de idade, a necessidade de sono cai para 12 horas por dia. Já o adolescente se satisfaz com 8 horas diárias de sono. O idoso, por sua vez, costuma se satisfazer com 5 horas de sono por dia.

■ QUAL A DIFERENÇA ENTRE SONO PROFUNDO E SONO SUPERFICIAL?

Esses nomes não foram dados à toa, vieram da observação de como as duas fases distintas do sono ocorrem. O sono superficial pode ser interrompido com facilidade e, assim, nós acordaremos sem esforço. Já durante o sono profundo, se faz necessário um estímulo maior para se acordar. Durante o sono profundo há uma fase especial onde movimentos oculares rápidos se instalam sob as pálpebras fechadas, revelando que uma intensa atividade cerebral está acontecendo. Este período, denominado de sono REM (do inglês *Rapid Eyes Movement*, movimentos rápidos dos olhos), é muito importante para a manutenção da vida, estando associado aos sonhos e a uma boa noite de sono.

■ O QUE ACONTECE COM O NOSSO CORPO E COM OS NOSSOS SENTIDOS ENQUANTO DORMIMOS?

Assim como alguns músculos de nosso corpo (diafragma e coração) que nunca param, há diversas outras funções orgânicas, principalmente cerebrais, que só ocorrem dormindo. Pode-se dizer, ao contrário do que muita gente pensa, que nosso organismo durante o sono está tão ativo quanto durante o dia, às vezes mais, só que de um modo diferente, com toda a sua atividade concentrada no cérebro. Esta atividade cerebral pode ser confirmada por meio de mapeamentos da atividade cerebral, realizados, por exemplo, com eletroencefalograma e exames sofisticados de ressonância magnética funcional.

O sono não pode ser encarado apenas como um recurso pelo qual o cérebro descansa, como um recurso pelo qual o cérebro recarrega suas baterias. O sono é mais que isso, e é o que veremos mais adiante.

■ E OS SONHOS, O QUE SÃO?

Fisiologicamente, os sonhos se constituem durante processos de intensa atividade cerebral no sono, e que irão permitir, entre outras coisas, a consolidação das funções intelectuais e o reparo e o descanso do cérebro.

Os mecanismos que permitem tais funções, embora amplamente estudados, não estão ainda totalmente esclarecidos. Já sabemos, contudo, que sonhar é uma das formas de se consolidar a memória e a inteligência, e uma das funções do sono é fazer sonhar.

■ POR QUE, ÀS VEZES, EU ACORDO CANSADO, AO INVÉS DE DESCANSADO?

Dormir e descansar são coisas diferentes. Dormir não se limita a deitar-se na cama e ficar por um certo período imóvel, de olhos fechados e aparentemente desconectado do mundo. Esta tem sido a imagem usual que associamos a alguém dormindo. Se, contudo, nos dermos ao trabalho de observar de fato alguém dormindo (em laboratórios do sono realizamos verdadeiras monitorizações do ato de dormir), observaremos que dormir não é algo tão passivo e inocente como parece. O que ocorre no cérebro durante o sono é um sofisticado e complexo mecanismo de atividade neuronal, sendo necessário que seja reativado ciclicamente a cada período de aproximadamente 24 horas. Este ciclo de atividades, chamado de ciclo circadiano, apresenta pouca variabilidade de indivíduo para indivíduo. O resultado final dessa atividade é que irá determinar como vamos acordar no dia seguinte. Se tudo se processar harmoniosamente, estaremos bem descansados e dispostos, com a memória, a atenção e o intelecto em dia. Em caso contrário, o ato de acordar trará cansaço, alterações no humor e indisposição, interferindo nos desempenhos intelectual e físico. Distúrbios do sono são os fenômenos que interferem na fisiologia do ato de bem dormir.

■ PODEMOS, SIMPLESMENTE, FICAR SEM DORMIR?

O ser humano passa um tempo enorme dormindo, 8 das 24 horas do dia. Consequentemente, um terço de nossas vidas ocorre enquanto dormimos.

A necessidade de sono é uma poderosa imposição instintiva de nossas vidas. Se reduzirmos muito o nosso tempo diário de sono, o desejo de dormir rapidamente nos domina, mesmo que contra a nossa suposta vontade. Algumas situações demonstram como o ato de dormir se sobrepõe à nossa vontade consciente, como por exemplo, motoristas sonolentos que tentam, a todo custo, se manter despertos ao dirigir. Sabidamente, eles são grandes responsáveis pelas altas estatísticas de acidentes nas estradas. É fato que, estando sonolentos, a necessidade que o cérebro tem de dormir é imperiosa e o motorista fatalmente cochilará, adormecerá ao volante, mesmo pensando em preservar a sua segurança e a de sua família e passageiros.

CASO CLÍNICO

Eu não estou sozinho!

João era analista de investimentos em uma grande corretora de valores. Como trabalhava muito à noite, tentava compensar o crônico atraso no sono nas horas em que era possível, com breves cochiladas, mas mesmo assim não conseguia descansar direito, permanecendo constantemente cansado. Ele sentia muito sono no escritório e foi visto por colegas dormindo durante o trabalho em diversas ocasiões. Após alguns meses em que sua produtividade foi declinando até um patamar insustentável pela corretora, acabou por ser demitido. Só então procurou auxílio médico.

Para sua surpresa, recebeu um diagnóstico de algo que não conhecia, embora se considerasse um leitor medianamente informado: era portador da Síndrome da Apneia Obstrutiva do Sono. Ele refere que já ronca desde os 20 anos de idade, mas começou a apresentar sonolência só depois dos 30.

Atualmente com 33 anos, um ano após ser tratado adequadamente, ele está novamente no mercado. Há três meses recebeu um convite para montar uma corretora própria, com dois amigos que trabalham no meio. Curiosamente, João suspeitou que um de seus futuros sócios, o Gilberto, estivesse com os mesmos sintomas que ele teve.

3
Sono e seus Distúrbios

"De todas as tiranias da Natureza sobre o corpo, a pior é a do sono."

Luis Fernando Veríssimo

■ O QUE SÃO OS DISTÚRBIOS DO SONO?

Os distúrbios do sono não se resumem à privação do sono. Em verdade, a simples privação temporária do sono não é, por si só, um distúrbio. Para reconhecermos se um indivíduo tem ou não um distúrbio do sono, devemos, inicialmente, solicitar que ele responda a algumas perguntas específicas de como vêm acontecendo suas noites de sono, seu ato de dormir. Além disso, tão ou mais importante quanto saber sobre o ato de dormir é saber como vão indo suas atividades durante o dia e como estão sua saúde e seus relacionamentos (pessoais, familiares, trabalho), pois muitos distúrbios do sono têm maneiras muito peculiares de se apresentar.

É importante dizer, nesse momento, que os distúrbios do sono têm solução e as diversas formas de tratamento serão apresentadas mais à frente, à medida que formos falando e compreendendo sobre os roncos.

Na Grécia Antiga, o Oráculo de Delfos era o local onde os sábios iam buscar a interferência dos deuses para resolver os mais diversos assuntos. Na entrada do Oráculo havia a frase que, por si só, era meio caminho andado para a resolução de qualquer problema. É a essa frase que nos apegaremos como guia nessa empreitada de desvendar os enigmas que culminam com os distúrbios do sono: **Gnothi Seauton**, "Conhece-te a ti mesmo". Ou seja, como os distúrbios do sono apresentam diversas causas, fatores agravantes múltiplos e formas complexas de se apresentar, é fundamental que o indivíduo que não esteja dormindo bem consiga se avaliar, para que seu distúrbio do sono seja identificado, tratado e não volte a aparecer.

■ EU DURMO BEM?

O que é dormir bem?

Para termos uma vida plena e com saúde física e mental, qualquer indivíduo deve saber e conhecer não só as coisas que mais nos satisfazem (isso é fácil e prazeroso), mas também aquilo que, de alguma forma, nos incomoda e nos desarmoniza (essa tarefa, sem dúvida um pouco mais árdua, é totalmente possível de ser empreendida se um mínimo de esforço for mobilizado com este fim). É nesse segundo grupo de coisas que os distúrbios do sono se agrupam. Em outras palavras, às vezes só percebemos o que é dormir se, nesta hora, há algum problema. É mais fácil se lembrar do sono quando ele falta do que quando está tudo bem com ele.

Um fato funciona quase como uma regra geral: aquilo que nos agrada salta aos olhos, é fácil de ser percebido: é agradável. Por outro lado, o que nos desarmoniza é enigmático, é matreiro e, com frequência, nos ataca quando estamos mais vulneráveis, com os sentidos postos em suspenso. E é à noite, durante o sono, que nossas defesas estão mais desmobilizadas.

■ EU TENHO UM SONO NORMAL?

Quais são os distúrbios do sono?

Como distúrbios do sono podemos englobar um amplo espectro de problemas que ocorrem durante o tempo em que passamos dormindo. Entre esses problemas, seguramente o mais frequente é a insônia, a própria falta de sono, que acomete, segundo algumas estatísticas, quase a metade de toda a população, estando associada a diversas outras doenças físicas e mentais. O simples fato de ter uma noite de sono inadequado pode causar desconfortos e fadiga, que perduram por mais de um dia. Mas isso não é o bastante para se caracterizar um distúrbio do sono.

> **PARA SABER MAIS!**
>
> **Parassonias**
>
> Há outras alterações no sono que não são consideradas distúrbios ou doenças. São chamadas de parassonias, encontradas numa grande parcela da população. São consideradas parassonias:
> - O sonambulismo (indivíduos que se movimentam, que andam durante o sono).
> - O soniloquismo (indivíduos que falam dormindo).
> - Os pesadelos (os sonhos carregados de angústia).
> - O bruxismo (o ato de ranger os dentes).
> - A paralisia do sono (indivíduos que acordam e, durante alguns instantes, não conseguem fazer qualquer movimento).

É importante dizer, também, que questões psíquicas e sociais relacionadas com os problemas do sono são bastante relevantes, merecendo atenção e tratamento, por exemplo, as depressões. O mesmo se pode dizer de várias condições que não são tratadas pela Medicina como doenças, por exemplo, o mau humor e a irritabilidade durante o dia.

■ COMO O PORTADOR DE DISTÚRBIOS DO SONO DEVE REALIZAR SUA AVALIAÇÃO INDIVIDUAL

Vamos apresentar no próximo capítulo, Exame Clínico, de modo sucinto, os mais importantes sinais e sintomas de quem apresenta distúrbios do sono, particularmente os distúrbios respiratórios do sono. O objetivo é fornecer ferramentas para que cada um, individualmente, possa realizar uma avaliação inicial e, assim, possam ser identificadas as pessoas que já devam seguir algumas recomendações específicas e começar a se cuidar.

O exame clínico é complementado com a polissonografia, um exame realizado durante o sono, que será apresentado com mais detalhes nos próximos capítulos. A polissonografia consiste na monitorização de uma série de sinais fisiológicos da pessoa: eletroencefalograma, eletrocardiograma, eletromiografia, eletro-oculograma, fluxograma respiratório, oximetria, capnografia, actimetria. Esses sinais fisiológicos são registrados durante o sono para, posteriormente, serem analisados. O registro do som (de possíveis roncos que ocorrem durante a noite) e da imagem (por meio de câmera de infravermelho, que grava a imagem no escuro, registrando possíveis movimentos que a pessoa faça durante o sono) pode, ainda, complementar esses dados.

MONITORIZAÇÕES SIMULTÂNEAS REALIZADAS PELA POLISSONOGRAFIA	
Exame	Sinal Fisiológico Monitorizado
Eletroencefalograma	Atividade cerebral
Eletrocardiograma	Atividade cardíaca
Eletromiografia	Atividade muscular
Eletro-oculograma	Atividade dos músculos dos olhos
Fluxograma respiratório	Fluxo do ar inspiratório e expiratório
Oximetria	Teor de oxigênio do sangue
Capnografia	Teor de gás carbônico do sangue
Actimetria	Registro dos movimentos corporais

> **PARA COMPREENDER MELHOR!**
>
> **Os laboratórios que estudam a insônia e os distúrbios respiratórios do sono em tempo real**
>
> Somente nas últimas décadas, à luz das novas descobertas científicas e das novas metodologias e equipamentos disponíveis, o que nos acontece durante o sono tornou-se passível de ser estudado com mais clareza.
>
> Estudando-se pessoas normais e as comparando às pessoas com queixas de insônia (que se queixavam de sono insatisfatório por demorar a dormir, interromper o sono durante a noite ou acordar antes da hora), foi possível verificar que não dormir bem estava associado a uma série de sinais orgânicos que poderiam prejudicar a saúde.
>
> Estes estudos aconteciam durante o próprio sono, com os equipamentos de polissonografia, um exame para estudar o sono. Assim, pôde-se, pela primeira vez, analisar tudo o que acontecia com a pessoa com problemas de sono em tempo real, na hora em que estes problemas ocorriam. Os distúrbios do sono englobam um grupo bastante heterogêneo de condições, muitas das quais, por prejudicarem comprovadamente a saúde, podem ser chamadas de doenças.

4
Exame Clínico

"A insônia é uma vitória sobre a prepotência do sono, mas pagamos por ela com as olheiras e a mente embotada do dia seguinte."

Luis Fernando Veríssimo

Ao se examinar uma pessoa que ronca, é preciso determinar também a probabilidade de ela apresentar, ou vir a apresentar, episódios de apneia do sono. O ronco deve ser o barulho que nos faz despertar para o problema. A partir daí serão pesquisados alguns outros sinais e sintomas clínicos da doença.

■ COMO SINAIS E SINTOMAS
O que se deve procurar como alterações em alguém que ronca?

Entre os sintomas mais observados descritos nos pacientes durante o dia estão:

- Sonolência excessiva.
- Falta de memória.
- Dificuldade de concentração.
- Fadiga crônica.
- Depressão e/ou ansiedade.
- Impotência sexual (masculina e feminina).
- Alterações da personalidade.
- Distúrbios do comportamento.

Essa lista cresce conforme as pesquisas científicas realizadas nesta área vão evoluindo. Todos os familiares de portadores de distúrbios do sono podem realizar em casa uma pequena pesquisa clínica e verificar se os sinais e sintomas desse distúrbio estão presentes. É frequente conhecermos gente que:

- Adormece em qualquer momento de inatividade ou de descanso, no trabalho ou em casa.
- Começa a apresentar lapsos de memória e cansaço, achando que é estresse ou "falta de vitaminas".

- Diminui seu desempenho em atividades intelectuais e acha que está ficando velho, cansado e até caduco.
- Alterna, rotineiramente, explosões temperamentais e falta de ânimo emocional em seus relacionamentos, mesmo sem uma motivação para tal comportamento.
- Apresenta disfunções sexuais das mais diversas, da simples perda de interesse até a franca impotência.

QUEIXAS NOTURNAS

Ronco

Este é o sinal mais frequente da doença, estando presente em quase todos os pacientes com distúrbios respiratórios do sono.

Apneia testemunhada (a constatação de que alguém parou de respirar enquanto dormia)

Os episódios de apneia são testemunhados em 75% dos casos pelo companheiro de quarto. Nos casos graves, o que se observa é o seguinte: no início da interrupção do fluxo de ar da respiração, o indivíduo não apresenta movimentação do corpo. Após alguns segundos, ele começa a movimentar o tórax, e o abdome de maneira descoordenada, numa franca tentativa de vencer a obstrução respiratória.

Engasgo

Em algumas situações, quando as pessoas, ao final de um episódio de apneia, chegam a um sono tão superficial a ponto de atingirem o estado de consciência, pode haver a percepção da garganta fechada como um engasgo, que muitas vezes as faz levantar e se sentar na cama para vencer o desconforto e facilitar a respiração. Normalmente o indivíduo relata uma sensação de palpitação, ou seja, que seu coração bate mais intensamente. A aceleração do ritmo cardíaco está associada a esse fenômeno, ajudando a aumentar o desconforto que surge como consequência da apneia do sono.

Falta de ar

Quando os pacientes acometidos por apneia acordam, um terço deles percebe que experimentou uma sensação de dispneia ou falta de ar, alguns com mais, outros com menos desconforto.

Movimentos realizados enquanto se dorme

Os eventos de parada respiratória, ao levarem as pessoas a um sono mais superficial, podem provocar uma movimentação corporal aumentada ao longo da noite. Os companheiros de cama de quem ronca podem sofrer com os violentos movimentos que muitas vezes ocorrem. Quando quem ronca dorme só, muitos acordam com a roupa de cama desarrumada por completo, muitas vezes suados e cansados. É como se tivessem experimentado uma grande e extenuante luta com um adversário invisível.

■ MAS A SENSAÇÃO DE DESCONFORTO QUE SENTI NÃO FOI DEVIDA AO MEU PESADELO? O QUE GARANTE QUE ACONTECEU UM DISTÚRBIO DO SONO?

Muitas vezes a sensação de desconforto experimentada por quem ronca é preenchida com um pesadelo, pois o período de maior relaxamento muscular durante o sono ocorre quando os sonhos acontecem. A presença desse pesadelo favorece a ocorrência de um desvio do foco de nossa atenção: a angústia e o desconforto sentidos com os roncos e a apneia passam a ser associados ao pesadelo, e não ao distúrbio do sono. Para confundir ainda mais, muitos sonhos que acontecem nessas situações trazem representações de sufocamento: estar afundando na água, nadando em mar revolto, tentando fugir de algo ou querer dizer algo sem conseguir. Em comum nesses sonhos é o ar que falta, a voz que escapa, o corpo que não obedece.

Aumento da produção de urina durante o sono, acordando várias vezes para ir ao banheiro

O aumento da produção de urina noturna, a nictúria, pode fazer quem ronca acordar várias vezes durante a noite para ir ao banheiro. Esta queixa, que é bastante frequente, é explicada pelo aumento da secreção de um hormônio diurético (o hormônio natriurético, que é produzido pelo coração) no organismo dos pacientes, durante as alterações respiratórias obstrutivas. O fato de eles despertarem de forma confusa após os eventos de apneia também está implicado neste fenômeno, fazendo com que tenham vontade de urinar a todo momento. Muitos homens pensam se tratar de próstata aumentada como a causadora deste sintoma mas, na realidade, a apneia do sono pode ser a responsável por este problema.

Sudorese

Metade dos pacientes com roncos e apneia apresenta uma sudorese noturna aumentada, normalmente no pescoço e no tórax, pelo maior esforço necessário à respiração durante o sono.

Refluxo gastroesofágico

O retorno dos alimentos do esôfago para a boca é um sintoma frequente, especialmente em pessoas mais velhas, sendo desencadeado pelo maior esforço da respiração, aumentando, assim, a pressão abdominal, podendo causar azia, principalmente após uma alimentação exagerada antes de dormir. A consequência mais grave deste fenômeno é a pneumonite, situação na qual o material do tubo digestivo é refluído e entra nas vias aéreas, causando inflamação e infecção nos pulmões. Para se identificar as queixas noturnas, pode ser de grande valia as informações obtidas de um companheiro de quarto.

■ QUEIXAS DIURNAS

Sonolência excessiva

Este sintoma, quando presente nos pacientes com roncos, já indica algum grau de alteração do comportamento. Há a possibilidade de a pessoa dormir em diversas situações incompatíveis com o sono, como estando sentada conversando com alguém, vendo TV, dirigindo o carro etc. Não é normal que as pessoas, mesmo após as refeições ou quando sentadas calmamente durante o dia, sejam acometidas por um adormecer súbito, imperioso e incontrolável. Esta sonolência excessiva demonstra que o período de sono noturno não foi satisfatório, qualitativa e/ou quantitativamente.

Cansaço

A dificuldade em descansar em razão do sono insatisfatório leva a um grande cansaço crônico nos pacientes. Muitas vezes eles não associam este problema ao sono, procurando auxílio na ingestão de vitaminas ou em outras supostas causas do problema, e justificando esse cansaço pelo trabalho intenso ou estresse.

Cefaleia

Metade dos pacientes com roncos e apneia apresenta este sintoma. Estudos recentes demonstram que a apneia do sono é a maior causa de dores de cabeça noturna e matutina.

Alterações cognitivas

Os pacientes podem desenvolver falta de destreza, dificuldade de concentração, déficit de memória, déficit de atenção, julgamento inadequado. Estes sintomas são decorrentes de estarem prejudicados os mecanismos de reparo e preparação do cérebro para exercer suas funções no dia seguinte. Estas dificuldades podem ser tão graves que é comum vermos comprometidas as atividades de trabalho, o que culmina com verdadeira incapacidade para se manter em suas atividades produtivas.

Impotência

A diminuição da libido (o desejo sexual) e a impotência sexual ocorrem em 1 em cada 3 homens que roncam. Nos centros de diagnóstico de sono, a apneia é a causa orgânica mais frequente nos pacientes que relatam estes distúrbios. Se formos considerar as doenças vasculares, que podem, por si só, causar impotência e são agravadas pelas alterações metabólicas que ocorrem durante os distúrbios do sono, este número aumenta significativamente.

Alterações de personalidade

Irritabilidade, agressividade, ansiedade, tudo isso pode estar presente, causando considerável sofrimento individual, crises familiares e problemas sociais.

Estados depressivos

A alienação destes pacientes dos seus círculos de relacionamento, em virtude de seus diversos problemas no seu comportamento, pode levar a estados depressivos, precipitando, inclusive, quadros de franca melancolia. Nos indivíduos acometidos por apneia, foram verificadas, também alterações na bioquímica cerebral semelhantes às encontradas na doença depressiva.

■ O QUE VEM ANTES, O DISTÚRBIO ORGÂNICO (RONCO/APNEIA) OU O SUBJETIVO (HUMOR DEPRESSIVO)?

Para que possamos responder a essa questão, traremos à tona o que ocorre na clínica e nos parece ser o mais esclarecedor para esses casos. Quem ronca e tem depressão associada apresenta uma característica peculiar no tratamento. Observamos que, quando tratamos os roncos e a apneia em quem tem distúrbios respiratórios, a depressão que se fazia presente melhora. Porém, quando se tenta tratar a depressão e se ignora a presença dos distúrbios respiratórios, a depressão pode continuar.

■ MÚLTIPLOS SINAIS E SINTOMAS

Os sinais e sintomas aqui descritos foram apresentados em uma ordem aproximada da frequência em que acometem os pacientes, e eles, vale à pena relembrar, se combinam de forma diversa em cada um.

5
A História do Ronco

"Passamos um terço da nossa vida inconscientes. Ou seja, um terço de nossa vida nos é sonegado – e vá pedir compensação no fim."

Luis Fernando Veríssimo

Em todas as épocas da história humana, o ronco sempre foi, digamos, um personagem frequente. Na atualidade, estima-se que um terço da população adulta ronque regularmente. Tão alta incidência talvez tenha contribuído para que, até hoje, muita gente tenha se habituado com a sua presença, achando que o ronco é um fenômeno normal, tentando não se incomodar com ele.

Este fenômeno no sono humano foi, de fato, considerado normal por séculos. Estudos médicos atuais demonstram, sem qualquer dúvida, que este sinal emitido de nosso corpo deve ser considerado como o aviso de uma doença. Na verdade, a história médica desconsiderou, por tempo demasiado, esta informação. É curioso observar, porém, que no passado alguns autores isolados já apresentavam algumas observações pertinentes ao assunto distúrbios do sono.

▪ QUANDO O RONCO FOI CONSIDERADO DOENÇA?

A falta de curiosidade pelo ronco, até muito recentemente, pode ser ilustrada pelo fato de o primeiro livro científico sobre o sono ter sido publicado apenas em 1939, por Nathaniel Kleitman. Neste livro, de um total de 367 páginas devotadas ao sono, apenas dois parágrafos falam de ronco. Contudo, o autor comete um equívoco, concluiu que o ronco seria uma condição inócua para a saúde.

O relato no mundo ocidental moderno que mais chamou atenção para os distúrbios respiratórios durante o sono não foi feito por médicos, mas pelo famoso escritor inglês Charles Dickens, em sua série literária chamada *"The Posthumous Papers of the Pickwick Club"* ("Os Escritos Póstumos do Clube Pickwick"). Escrita em forma de capítulos a partir de 1836, para um jornal da época, Dickens descreve Joe, um garoto gordo e roncador, que dormia em horas impróprias. Este personagem do livro costumava dormir em pé, ou cair do muro onde se sentava, devido ao seu sono exagerado. Dickens estabelece, assim, a primeira relação entre obesidade e o que atualmente chamamos de sonolência excessiva diurna, derivada de um descanso anormal por uma noite de sono ineficiente. Apesar deste relato inicial fazer uma forte associação entre a obesidade e o distúrbio respiratório do sono, é importante frisar que indivíduos magros também podem ter o problema, apesar de um paciente acima do peso normal realmente apresentar uma tendência a um pior quadro clínico.

No século XIX, houve um interessante relato de George Catlin, um artista plástico norte-americano, antropólogo de ocasião. Em 1872, investigando os hábitos de vida dos índios da América do Norte, ele escreveu um livro sobre a respiração durante o sono, pautado no conhecimento que adquiriu com as tribos com as quais conviveu. Com o sugestivo título *The Breath of Live* ("A Respiração da Vida"), Catlin demonstra como os indígenas americanos tinham consciência da relação entre exercer o bom sono durante a noite e a consequente vida saudável durante o dia. Os índios acreditavam estarem os problemas do sono localizados no nariz. Verificaram que alterações no padrão nasal de respiração durante o sono provocavam o ronco e, desta forma, um sono inadequado. Eles atribuíam saúde a quem tinha uma perfeita respiração pelo nariz durante o sono. A luz dos conhecimentos atuais, os nativos estavam absolutamente corretos. O homem que fez chegar este conhecimento sobre o ronco aos dias de hoje foi solenemente ignorado. Talvez por não ser um cientista de Academia, talvez por ter abordado a sabedoria indígena, que não despertava grande interesse naqueles tempos da conquista territorial americana. O livro caiu no esquecimento, só agora sendo trazido ao conhecimento do público.

Se pesquisarmos com atenção, verificaremos que desde a Antiguidade, em 360 a.C., houve relatos sinalizando a presença dos distúrbios respiratórios do sono afetando a saúde. Aelianus, um médico macedônico contemporâneo de Alexandre, o Grande, descreveu a necessidade de dar tratamento a quem sofresse de problemas respiratórios durante o sono. Ele prescrevia a colocação de agulhas ao redor da barriga de quem roncasse. A coisa era simples: dormiu? Agulhou-se. Sob a perspectiva de fazer retornar a respiração e deixar de incomodar quem estivesse dormindo com o roncador, o método seguramente funcionava, pois a dor imposta aos doentes pelas agulhadas os fazia acordar, levando assim ao retorno da sua respiração. É claro que esse método comprometia a qualidade do sono. Tecnicamente, este "tratamento" funcionava e ainda hoje é utilizado. E óbvio, porém, que de uma forma um pouco mais sofisticada. Há aparelhos disponíveis que "curam" o ronco aplicando pequenos impulsos elétricos nos dedos de indivíduos enquanto eles dormem, impulsos esses que são produzidos quando um microfone acoplado no paciente capta o ruído de ronco. Nesse mesmo sentido, não há muita diferença entre estes choques ou agulhadas com os princípios de funcionamento dos empurrões, socos e cotoveladas, as formas usuais como algumas mulheres rotineiramente acordam seus maridos para que, deste modo, eles parem de roncar por alguns instantes. Contudo, eles viram de lado e, logo em seguida, voltam a apresentar o ronco.

Uma contribuição indireta, mas muito inspiradora, que inclusive se tornou a mola propulsora do estudo do sono durante a primeira metade do século XX, foi dada por Sigmund Freud, em 1900. Embora o objeto de estudo de Freud no livro *A Interpretação dos Sonhos* não fosse a parte fisiológica e orgânica do sono (ele teorizou sobre e estudou o inconsciente, aquilo que faz parte de nossas vidas, mas não somos capazes de perceber conscientemente), é a partir daí que se inicia uma série de estudos sobre o que acontece com alguém quando dorme. Com sua inteligência e aguçado senso de análise clínica, ele desvenda os mecanismos subjetivos envolvidos na formação e na interpretação dos sonhos. As descobertas de Freud ajudaram a pavimentar o caminho que, no século XX, seguiria a medicina do sono e as áreas envolvidas com as neurociências.

Fatores externos e internos do nosso organismo podem alterar as funções reparadoras do sono. Entre os fatores que mais interferem com o sono normal figuram os problemas respiratórios. Estes, entretanto, não foram, na época, um objeto de estudo dos fisiologistas contemporâneos de Freud, até porque lhes faltavam os métodos para estudá-los.

Um fato histórico marcante para o estudo do sono foi a descoberta, em 1929, do eletroencefalograma. Este método diagnóstico, que capta e registra a atividade elétrica gerada pelo cérebro, possibilitou a descrição das significativas diferenças de padrão, em relação ao que observamos de dia, nas ondas elétricas cerebrais enquanto estamos dormindo. Desde 1957 o eletroencefalograma passou a ser utilizado rotineiramente na descrição das diferentes fases de sono nos humanos. Essas foram divididas em fases de sono mais superficial e fases de sono profundo. Os sonhos são produzidos, exatamente, nas fases de sono mais profundo.

Nas décadas de 1950 e 1960 do século XX, homens que roncavam começaram a ser levados por companheiras aos médicos que realizavam os pioneiros estudos sobre o tratamento do ronco. Fatores socioculturais influenciaram esta nova atitude perante o ronco (até então não considerado um problema), com a gradativa maior importância desempenhada pela mulher na sociedade da época, principalmente após a vigorosa participação feminina nos esforços da 2ª Grande Guerra, dando a ela um papel mais ativo, inclusive em questões relativas ao orçamento familiar e ao relacionamento conjugal. Entre os médicos da época, as propostas terapêuticas para o ronco eram voltadas, inteiramente, às cirurgias. Há uma extensa literatura científica produzida naquelas décadas relativa às técnicas de cirurgia então utilizadas, embora nem sempre de forma totalmente eficaz no controle do ronco.

O grande impulso para a compreensão dos distúrbios respiratórios do sono ocorreu, finalmente, nas décadas de 1960 e 1970, com a utilização de computadores capazes de analisar, simultaneamente, vários sinais biológicos captados em uma pessoa durante o sono. Este exame complementar à avaliação clínica, que revolucionou a abordagem dos distúrbios do sono, é chamado de polissonografia. Durante o sono, com a ajuda do exame polissonográfico, são avaliados sinais como a respiração, a atividade cerebral, os batimentos cardíacos e a oxigenação do organismo. Após os dados serem obtidos, é realizada uma análise e interpretação das informações, verificando-se a presença ou não de alterações no sono normal. É com a ajuda desse exame que, atualmente, conseguimos detectar e investigar os diversos distúrbios e doenças do sono.

Foi descoberto, na ocasião, que alguns pacientes que roncavam apresentavam apneias, verdadeiras pausas respiratórias enquanto dormiam. Começava a se delinear, a partir daí, o que hoje conhecemos por Síndrome de Apneia Obstrutiva do Sono. Nesta situação, encontramos pessoas com sono excessivo durante o dia em decorrência de noites de sono inadequado, causado pelos episódios de parada respiratória. Com esta descrição, o ronco começou a receber cada vez maior importância científica. Esses estudos abriram portas para que os distúrbios do sono pudessem ser avaliados com metodologia científica mais precisa. Isso ampliou os trabalhos de pesquisa e enfoques mais específicos sobre a influência do ronco em outras doenças.

Em 1980, um médico italiano, o Dr. Elio Lugaresi, conduziu uma investigação para esclarecer se o ronco poderia ser um fator de risco independente para a hipertensão arterial, chegando a conclusões significativas neste sentido, o que permitiu aos médicos e cientistas pensarem numa provável associação do ronco com doenças habitualmente encontradas na população (hipertensão arterial, diabetes, estados depressivos, por exemplo). A observação realizada por alguns dos médicos de que, ao tratarem as pessoas que roncavam, elas melhoravam a saúde como um todo, fez consolidar a hipótese de que o ronco, além do incômodo à companheira, também poderia estar afetando a saúde do roncador.

Ainda não foram completadas três décadas desde o início destas pesquisas científicas que buscam esclarecer melhor como o ronco interfere com a nossa saúde, e já temos resultados bastante promissores que nos orientam para o tratamento desses distúrbios. A conclusão a que chegamos é que muitas pessoas, no passado, adoeceram e morreram precocemente por uma doença que sabemos, hoje, ser controlável.

6

Mecanismo de Produção dos Roncos

"Nunca entendi as referências simpáticas ao sono, os apelidos carinhosos como uma boa soneca. Chamar o sono de soneca é como chamar o verdugo de meu querido."

Luis Fernando Veríssimo

▪ COMO OS RONCOS SÃO PRODUZIDOS?

O barulho do ronco é um fenômeno acústico bastante complexo. É, basicamente, um fenômeno físico. Depende da interação entre os vários músculos localizados na garganta, como os da língua, do palato mole e da faringe. Estes músculos não estão lá para produzir som, mas para outras funções (deglutir e direcionar os alimentos para o esôfago, e daí para o estômago, não permitir que alimentos alcancem as vias respiratórias, direcionar o ar da respiração para os pulmões). Ocorre que a complacência (a capacidade de se fechar) das paredes que formam a estrutura das vias respiratórias depende do estado funcional destes músculos. Se comprometida, a obstrução das vias aéreas poderá ocorrer (Fig. 6-1).

Quando o ar encontra uma obstrução incompleta nas vias respiratórias, a pressão que ele exerce ao passar pela garganta força a abertura e leva à vibração nesta área de obstrução, causando um barulho: o ronco. Quando, porém, essa resistência é tão grande que não pode ser vencida, o ar simplesmente não passa adiante. Com o ar não passando, verificamos dois fenômenos: não há barulho (ausência do ronco) e não há respiração (apneia).

As alterações respiratórias do sono podem ser, em última instância, provocadas por disfunções na musculatura que controla a respiração ao dormirmos, principalmente os músculos dilatadores da faringe. Localizados na garganta (por isso, obviamente, chamados de musculatura da garganta), esses músculos sustentam a abertura das vias respiratórias à corrente de ar que passa na respiração. Nós nascemos com essa musculatura muito resistente à fadiga, mas eles, progressivamente, podem se transformar em músculos que, apesar de mais for-

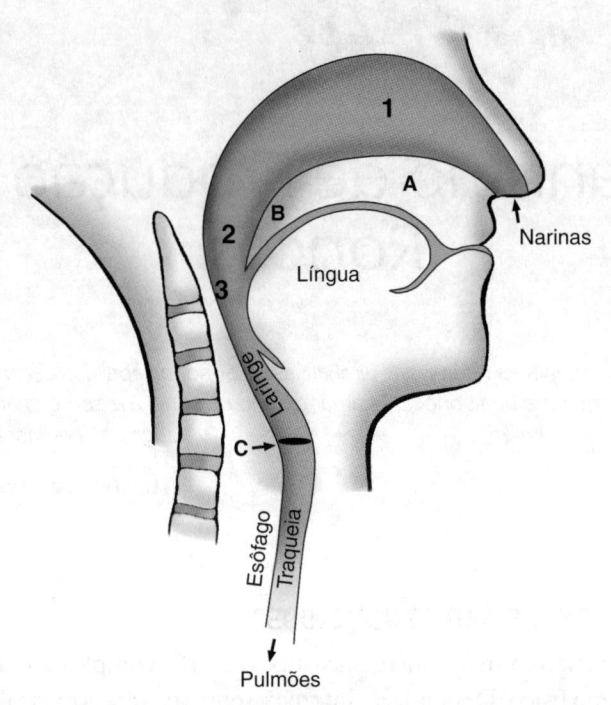

Fig. 6-1. Estruturas das vias respiratórias: **(A)** palato duro; **(B)** palato mole; **(C)** pregas vocais. Níveis de obstrução: *1*. nasal; *2*. retropalatino; *3*. base da língua.

tes, tentando impedir um estreitamento, são espessos e cansam rapidamente, relaxando de forma intermitente na garganta: como se um maratonista se transformasse num corredor de 100 metros rasos. A influência e o controle que o sistema nervoso exerce sobre essa musculatura ocupam papel de destaque na origem e na manutenção dessas alterações: os neurônios motores (responsáveis pela atividade dos músculos do corpo) que controlam a respiração permanecem parcialmente inativados durante o sono.

Nosso organismo lança, frequentemente, mão de diversos mecanismos para a regulação da respiração. Assim, muitas condições que, causando obstrução respiratória, poderiam levar à morte em poucos minutos sofrem uma interferência direta do que chamamos "sistemas reguladores da respiração".

Os próprios neurônios motores (parcialmente inativos durante o sono), com as alterações bioquímicas que os roncos e a apneia produzem no cérebro, recebem ordens do próprio cérebro para que façam a musculatura restabelecer seu tônus, sua força muscular.

MECANISMO DE PRODUÇÃO DOS RONCOS

■ O RONCO É PRODUZIDO NO MESMO LOCAL, NO MESMO ÓRGÃO EM QUE A VOZ É PRODUZIDA?

Para explicar melhor como é produzido este fenômeno acústico chamado ronco, é válido descrevermos um mecanismo fisiológico que em muito se assemelha ao mecanismo de produção do ronco: a fonação, a produção da voz. O ronco, ao contrário da voz, é o ruído que mais frequentemente acompanha a inspiração (a voz se produz quando expiramos o ar). Porém, em casos graves, o fenômeno também pode, como na fonação, estar presente durante a expiração.

Na fonação, o som é emitido pelas pregas vocais (antigamente chamadas de cordas vocais), localizadas dentro de um órgão chamado laringe (Fig. 6-2). Estas pregas vocais se movimentam quando falamos, controladas por uma musculatura altamente especializada para esta função, modulando, assim, de um modo bastante complexo, o timbre e a intensidade de voz mais adequados durante a fala. Isto ocorre durante a expiração, ou seja, quando o ar deixa os pulmões e depende, entre outras coisas, da velocidade do fluxo aéreo que passa entre as pregas vocais, provocando sua vibração.

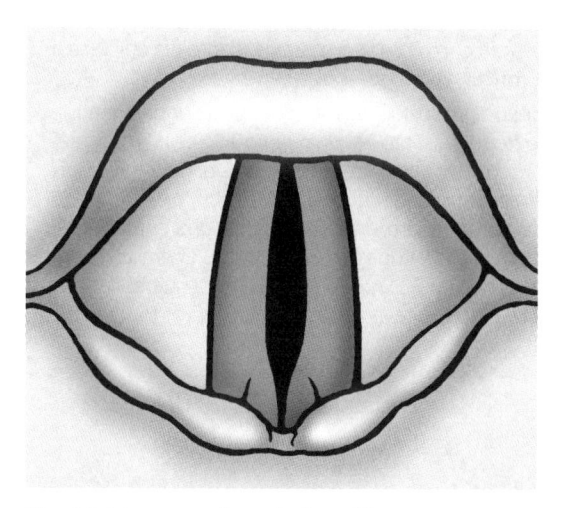

Fig. 6-2. Pregas vocais, na laringe. Ver sua localização nas vias respiratórias, na Figura 6-1.

■ MECANISMO DE PRODUÇÃO DO RONCO

Como está a musculatura da garganta durante o sono?

Ao longo do sono, a musculatura da garganta normalmente sofre um relaxamento. No indivíduo normal, esse relaxamento não interfere na capacidade que a musculatura possui em manter permeáveis as vias respiratórias. No indivíduo que ronca, como já dissemos, a musculatura não consegue manter totalmente abertas as vias aéreas. Durante a inspiração, uma pressão negativa (também chamada de aspirativa) está sendo criada dentro do tórax para sugar o ar da atmosfera até os pulmões. No indivíduo que ronca, esta pressão negativa também suga os tecidos da garganta para dentro do espaço aéreo, produzindo seu colabamento (a sua obstrução). No caso do ronco, este fechamento é parcial. Desta forma, a passagem de ar por esta via é estreitada. Nessa situação, à semelhança do que ocorre na fala com as vibrações das pregas vocais quando o ar passa por elas, há uma vibração das paredes na garganta. Isto provoca o ronco, pois, ao contrário das pregas vocais, as paredes da garganta não podem ser consideradas um órgão de fonação, de produção de voz. Assim, o máximo em matéria de som que as paredes da garganta conseguem obter é esse ruído insuportável que chamamos de ronco.

Durante os episódios de apneia, por não haver fluxo de ar nas vias aéreas, não há som produzido. Ou seja, todos os sons porventura emitidos, inclusive os roncos, desaparecem. Este desaparecimento do ronco é evidência de que estamos diante de um episódio de apneia obstrutiva do sono. Obviamente, por não passar nenhum ar aos pulmões, é de maior gravidade que o próprio ronco, pois nosso organismo não suporta muito tempo de privação de ar.

> **CASO CLÍNICO**
>
> **Eu não estou sozinho!**
>
> Acontece uma coisa curiosa lá em casa: às vezes, quem me acorda de noite é a Tina, meu cachorro. É um labrador fêmea com 2 anos e meio de idade. Ela começa a latir quando meu marido começa a roncar. Aí eu acordo!
>
> É importante salientar que há roncos produzidos em frequências sonoras inaudíveis pela espécie humana. Ruídos de frequência tão aguda quanto 10.000 Hertz, inaudível à orelha humana, podem ser produzidos. Apenas como curiosidade, os cachorros podem ouvir alguns sons que a orelha humana não percebe. Assim, o cachorro de um paciente no meio da noite começou, regularmente, a emitir latidos estridentes, coisa que não fazia. A esposa, acordada pelos latidos do cão, verificou eventos de apneia no marido, coisa que ela nunca tinha visto. Depois, ela percebeu que os latidos do cão, iniciavam-se enquanto seu marido roncava. Após o tratamento, todos três: marido, mulher e o cão passaram a dormir bem.

Todo ronco é igual?

O ronco pode ser mais agudo ou mais grave, o que depende das características dos segmentos das vias respiratórias responsáveis por sua origem. Interferem nas características do ronco: a massa e a elasticidade das paredes nas vias aéreas, a rota respiratória do fluxo de ar, o estádio de profundidade do sono, a postura do indivíduo no leito, seu peso corporal, enfim, características anatômicas pessoais interferem nas características acústicas do ronco.

O tipo acústico de ronco que foi citado neste caso clínico é, usualmente, acompanhado de outros sons de frequências captadas pela orelha humana. Como o ronco pode ocorrer em vários pontos das vias aéreas, algumas vezes em sítios múltiplos e de modo simultâneo, não é de se admirar que a frequência de sons produzidos possa ter uma amplitude tão grande: uma sinfonia do mau gosto, poderíamos assim dizer. Esta vibração difusa do ronco nas vias aéreas explica porque o seu tratamento cirúrgico, quando não precedido de uma investigação prévia extensa do problema, pode ser ineficaz, principalmente quando apenas um local anatômico é contemplado pela cirurgia.

Tem-se tentado criar, em laboratório, modelos anatômicos para o estudo do ronco; porém, as interações entre os músculos e as diversas estruturas da garganta é muito dinâmica e variável, apresentando, inclusive, variações ao longo da vida, dificultando a criação desses modelos laboratoriais. Além disso, a multiplicidade de variações individuais no tempo suscita que sejam realizadas avaliações individualizadas. Por isso, o desenvolvimento em laboratório de um modelo mecânico, com o objetivo de simular o fenômeno do ronco (o que, sem dúvida, facilitaria em muito as pesquisas) fica aquém de nossas expectativas. Modelos teóricos matemáticos tentam suprir esta lacuna. Estes, por meio de avaliações e análises, têm demonstrado que existe uma complexa e delicada relação específica entre fluxo do ar respiratório com a força de sustentação das vias aéreas, com a geometria do segmento aéreo, e até mesmo com a densidade do gás no seu interior. Esses estudos estão em coerência com o que temos observado na clínica; ou seja, nada mais eficaz para um tratamento que uma anamnese e um exame clínico bem conduzidos.

7

Desvendando os Distúrbios do Sono

> "Certas pessoas conseguem encurtar o tempo da sua condenação. São as tais que nos dizem com superioridade que não precisam de mais que 3 ou 4 horas de sono por dia. Muitas dessas passam o dia tirando cochilos extemporâneos. Na verdade, não abreviaram a sentença, apenas a parcelaram."
>
> Luis Fernando Veríssimo

■ ALTERAÇÕES RESPIRATÓRIAS

Afinal, se eu estou dormindo, como posso perceber que tenho algum problema durante o meu sono?

O estudo dos distúrbios respiratórios do sono é relativamente recente na evolução da ciência médica. Muitos colegas médicos, ainda nos dias de hoje, não associam ronco e doença. Nem consideram os distúrbios do sono como um aspecto a ser investigado. Assim, os roncos, por não terem sido reconhecidos como distúrbios, não eram tratados, não constando sequer das anamneses – as entrevistas médicas que, quando bem conduzidas, se constituem na melhor ferramenta diagnóstica de que o médico pode dispor.

Uma das razões para todo o atraso histórico no diagnóstico dos distúrbios do sono é a relativa dificuldade técnica na avaliação de alguém que está dormindo. Em primeiro lugar, durante o sono, a percepção das coisas, os sentidos (visão, audição, tato, olfato, paladar) como nós os conhecemos e os experimentamos estão alterados. É impossível, então, ao paciente, relatar adequadamente ao médico a sua história, que é a maneira usual como se inicia a investigação para um diagnóstico.

Por estar dormindo, o indivíduo acometido não tem noção do problema que o afeta. Assim, não reclama e nem consegue relacionar os sintomas que apresenta durante o dia (cansaço, mau humor, depressão, dificuldades com a memória, lentidão do pensamento) com o que, porventura, tenha-lhe ocorrido durante o período do sono.

Para que as anormalidades que ocorrem durante o sono pudessem ser identificadas, seria necessário, portanto, manter alguém acordado para observar aquele que está sendo avaliado; ou, então, criar equipamentos que realizem essa monitorização. Assim, o distúrbio respiratório poderia ser evidenciado no momento em que este se apresenta: em tempo real. Os companheiros de quem ronca, por desconhecerem o assunto, também não podiam ajudar. Pensavam que roncar sempre era uma característica pessoal, no máximo um pequeno defeito que o indivíduo possui e que, tradicionalmente, é aceito como uma fatalidade, até mesmo como uma falta de sorte de quem escolhe como companheiro alguém que ronca.

Este ciclo de desinformação só começou a ser vencido com exames que permitem captar sinais biológicos das pessoas dormindo, detectando, assim, anormalidades que possam ocorrer. A polissonografia, o exame específico para que se possam verificar os distúrbios durante o sono, coleta os sinais respiratórios associados a diversos outros parâmetros fisiológicos durante o sono. Depois, os dados obtidos são analisados e processados de forma individualizada, fornecendo as informações necessárias às intervenções terapêuticas. Cada alteração, em cada minuto, é registrada. Assim, saberemos o momento e o local exato e em que intensidade aconteceu a obstrução respiratória.

■ ENTENDENDO O CONCEITO DE FISIOPATOLOGIA DA APNEIA

O que é a "fisiopatologia" da apneia?

O estudo das alterações fisiológicas, em geral, e respiratórias, em particular, que acontecem no organismo de alguma vítima de apneia obstrutiva do sono constitui-se na chamada fisiopatologia da doença. O estudo da fisiopatologia da apneia do sono possibilita conhecer as causas mais básicas desse distúrbio e facilitar uma intervenção terapêutica, um tratamento mais particularizado e eficaz. Por se tratarem de noções fundamentais para compreender a doença, serão apresentadas informações para que se estabeleçam alguns conhecimentos sobre o assunto. Esses conhecimentos constituir-se-ão em verdadeiras ferramentas para quem quer conhecer e curar este problema.

A respiração, por acaso, se modifica quando dormimos?

Quando um indivíduo é, por alguma razão, privado do ar atmosférico, a ação dos mecanismos regulatórios da respiração se torna evidente: entra em cena para manter o fluxo de chegada de ar aos nossos pulmões. Se alguma coisa falha nesse mecanismo de regulação, a doença pode se instalar.

Numa situação extrema de falta de ar – e o exemplo mais evidente é a apneia obstrutiva do sono –, uma cascata de eventos anatômicos (obstrução do ar) e bioquímicos (alterações no metabolismo) passam a ocorrer. Com a instauração do sono profundo em indivíduos predispostos ao ronco e à apneia, o relaxamento intenso da musculatura de sustentação das vias respiratórias começa a produzir obstrução à entrada e saída do ar. Como consequência dessa diminuição da entrada de ar, o teor de oxigênio nos pulmões, na circulação sanguínea e nas células do corpo (para onde o oxigênio tem seu destino final) vai caindo. Em contrapartida, o teor de gás carbônico, ininterruptamente produzido pelo metabolismo celular, vai subindo no interior dessas células e, então, se difunde e se acumula na corrente sanguínea.

> **PARA COMPREENDER MELHOR!**
>
> **Mecanismos de regulação da respiração**
>
> As funções básicas de nossas vias respiratórias são levar o oxigênio encontrado no ar atmosférico aos pulmões, e então às células do organismo, e promover a eliminação do gás carbônico, que se constitui numa espécie de lixo produzido pelas células. O gás carbônico fará o caminho inverso ao do oxigênio, até que seja eliminado na atmosfera.
>
> A respiração, dormindo ou acordado, se processa de modo independente de nossa vontade consciente. Há mecanismos controlados por nosso cérebro que regulam o ininterrupto ritmo da frequência respiratória. A isso chamamos de controle automático da respiração. Esses mecanismos de regulação são muito sensíveis e sofisticados.
>
> Se, enquanto acordados, nos tapam as narinas, e assim bloqueiam nossa respiração, nos movimentamos até vencer essa obstrução. Dormindo, as coisas são um pouco diferentes. As obstruções respiratórias, verificadas durante o sono com os roncos e a apneia, podem driblar os mecanismos fisiológicos de manutenção e regulação da respiração.

Por que, então, as pessoas que roncam não morrem logo no primeiro episódio de apneia, já que, literalmente, elas param de respirar?

Ao contrário do que muita gente pensa, não é a falta do oxigênio que aciona todo o mecanismo de regulação da respiração. Quando um processo obstrutivo se instala, o gás carbônico, um verdadeiro lixo celular muito tóxico para as células do sistema nervoso, começa a se acumular no corpo. É esse aumento do teor de gás carbônico na circulação sanguínea que vai ser percebido pelos quimiorreceptores, os sensores desta molécula no organismo.

Como e por que o organismo da pessoa que apresenta apneia desperta para respirar?

Os quimiorreceptores são uma espécie de sensores biológicos celulares encontrados estrategicamente nas artérias carótidas, os vasos sanguíneos que, localizados no pescoço, levam o sangue para a cabeça, principalmente para nutrir e oxigenar o cérebro. Com a instauração do processo de obstrução respiratória, os quimiorreceptores enviam ao cérebro uma informação de que, pela interrupção da respiração, um agente tóxico, o gás carbônico, está se acumulando no corpo e, se alguma coisa não for feita de forma urgente pelo organismo, lesões cerebrais irreversíveis começarão a surgir. Assim, o sistema nervoso envia uma informação do tipo "acordar ou morrer", priorizando o ato de acordar (para que se respire), sobre o ato de dormir (para que se descanse). Assim, o paciente acorda. Naquele momento extremo, não importa se acordará cansado, de mau humor, deprimido ou angustiado. O importante para o organismo é acordar para não morrer; e isso tem um preço: a saúde.

Minha mulher e o exame [a polissonografia] disseram que eu acordei. Mas eu não me lembro de ter acordado durante a noite. Isso é possível?

Esse ato de acordar pode surgir de várias formas, variando de indivíduo para indivíduo. Em boa parte das vezes as pessoas nem se dão conta do que aconteceu.

Após um breve despertar, as pessoas com apneia do sono voltam logo a dormir. Na verdade, quando acordam pela manhã nem percebem a ocorrência de problemas respiratórios e sua repetição persistente ao longo de uma noite de sono.

Há pacientes que param de respirar durante 20 a 30 segundos em cada minuto de sono, durante longas 8 horas de sono mal dormido, perfazendo, nestes casos, em torno de 300 paradas respiratórias durante uma única noite! Seu organismo é, assim, agredido a todo momento por essa mudança no metabolismo: o cérebro e os demais órgãos começam a apresentar dificuldades de funcionamento, gerando sintomas que irão se manifestar durante o período de vigília, num ciclo vicioso que se prolonga dia após dia, até surgirem alterações cada vez mais graves no seu funcionamento, até que essas alterações se transformem em doença visível.

Esta forma antinatural de ser acordado obriga a que o cérebro desperte, para que o organismo respire. Assim, abdica do mais fundamental dos períodos do sono, o sono profundo, durante o qual os sonhos são produzidos. Sem este período crucial, o mecanismo de reparo cerebral (de descanso) do sono fica incompleto, ineficiente e insatisfatório. Ficar com o corpo inativo, imóvel, estático na cama não é dormir. Quem tem que dormir é o cérebro. De nada adianta permanecer uma noite toda, um dia inteiro que seja, deitado de olhos fechados. Ou mesmo praticando pequenos cochilos ao longo de todo o dia.

Mas eu durmo 8 horas por noite e fico cansado...

A apneia faz com que o descanso necessário ao cérebro não seja possível. Por não conseguir dormir direito, o cérebro dessas pessoas simplesmente não está conseguindo descansar. Com a presença da apneia, o cérebro só percebe uma solução: acordar! Esta é uma situação que, quando não tratada, tende a se repetir ao longo não só de toda noite, mas a cada período de sono. O ronco nas pequenas sestas e nos cochilos eventuais durante o dia, ao longo de anos a fio, se repetindo a cada dia, acabará incorporado à identidade pessoal, possibilitando que se forje um cunho de normalidade ao fato e, assim, suas consequências danosas para a saúde ficam mascaradas.

Em média, após 30 segundos de apneia, tempo no qual o organismo, inconscientemente, percebe o risco iminente de vida, o cérebro desperta. Neste momento, com a superficialização do sono, ou seja, quando ele se torna menos profundo, ocorre o retorno da força, do tônus muscular da garganta. É o fato de acordar que acaba com o ronco e com a apneia: a musculatura recobra a sua força e vence a resistência da via respiratória, que estava obstruída na garganta, permitindo que o indivíduo volte a respirar, pelo menos pelos próximos minutos, até um novo episódio de ronco trazer de volta a apneia.

Eu realmente não me lembro de ter acordado. Fica difícil de acreditar que isso aconteceu... Nem o ronco eu nunca escutei!

Na maioria das vezes a pessoa nem nota que permaneceu acordada por alguns instantes, embora este fato, por acontecer de forma repetitiva ao longo da noite, seja suficiente para produzir cansaço e queda na disposição ao longo do dia seguinte. Só quando uma apneia é muito prolongada ela poderá se tornar consciente.

Por estar dormindo profundamente enquanto ronca, o indivíduo, na maioria das vezes, não tem consciência de que é portador deste fenômeno. Ouvir a história de cada um sobre como o ronco lhe afeta particularmente, sempre que for possível, deverá ocorrer na presença de um companheiro de cama, caso viva com alguém, ou de uma outra pessoa que lhe seja próxima, pois o ronco é, via de regra, um sinal mais observado por quem está próximo do que pelo próprio paciente. As estatísticas dos relatos positivos de ronco dobram quando quem ronca vai ao consultório acompanhado pela testemunha do seu sono. Não bastasse o fato de que nem todo mundo que ronca escuta o próprio ronco, uma boa parte nega, veementemente, que tenha, como ouvimos de um paciente, esse pequeno traço de imperfeição.

Pensando bem, eu já acordei com o barulho do meu ronco. Isso é possível?

Escutar o próprio ronco é possível e acontece com alguma frequência. Contudo, não é o barulho do ronco que faz a pessoa acordar, e sim a falta de ar da apneia.

Esta falta de ar, que faz acordar, é verificada segundos antes de a pessoa conseguir escutar o próprio som de seu ronco.

Quando a pessoa escuta seu próprio ronco significa dizer que a apneia já se instalou e provocou um sono mais superficial. Essa superficialização do sono permite a quem dorme ter seus sentidos – audição, tato, olfato – reativados. A ativação da audição, do tato e do olfato com a superficialização do sono permite que, quando estamos dormindo, possamos interagir com o meio que nos cerca, percebendo, inclusive, situações que nos colocariam em risco, por exemplo, cheiro de queimado para o olfato, aproximação de feras para a audição. Apesar de a humanidade, já há muitos séculos, não conviver com os perigos das selvas, a reativação da audição que a superficialização do sono proporciona nos ajuda a perceber um risco, não mais externo, um risco interno ao corpo: os roncos.

CASO CLÍNICO

Eu não estou sozinho!

Gilberto, colega de trabalho de João, já apresentado alguns capítulos atrás, chegou a nós encaminhado pelo próprio João, pois, além de roncar, apresentava sonolência excessiva no trabalho e excesso de peso. Ele tem 40 anos, três filhos: dois do primeiro e um do segundo casamento. Realizada a investigação, ficou confirmado que o Gilberto realmente era portador de apneia obstrutiva do sono. Um mês após ser tratado, na consulta de acompanhamento, relatou-nos, além de melhora significativa em seu sono e na disposição para o trabalho e outras atividades realizadas durante o dia, um ganho secundário: ficou surpreso por ter emagrecido 5 kg sem ter feito dieta alguma.

8

Apneia Obstrutiva do Sono

"O sono é vingativo."

Luis Fernando Veríssimo

■ POR QUE, EM TODO O REINO ANIMAL, SÓ A ESPÉCIE HUMANA APRESENTA ESTA DOENÇA?

A apneia obstrutiva do sono é um fenômeno que praticamente só ocorre nos humanos. Como é comum em toda regra haver uma exceção, no reino animal há o cachorro buldogue inglês que, à semelhança dos humanos, também pode roncar. Em mais nenhuma espécie observamos esse fenômeno. Nem mesmo os primatas mais semelhantes ao homem são afetados. A resposta a esta pergunta pode estar nas características anatômicas singulares de nossa garganta, em nossas vias respiratórias: o local onde transita o ar durante o nosso ciclo respiratório, na inspiração e na expiração.

Quais são, então, as características anatômicas das vias respiratórias humanas que favorecem ao surgimento do ronco e da apneia?

A extraordinária propensão ao fechamento da garganta durante o sono observada em nós, humanos, se deve à associação de alguns fatores. Convém, em primeiro lugar, fornecer algumas noções sobre a anatomia das vias respiratórias.

■ ANATOMIA DAS VIAS RESPIRATÓRIAS HUMANAS: UM CASO ÚNICO NO REINO ANIMAL

O sistema respiratório da espécie humana apresenta uma função exclusiva no reino animal: a fonação, a capacidade que temos de produzir voz. A fonação é uma das habilidades ditas superiores no processo evolutivo de nossa espécie. É evidente que não estamos considerando os papagaios e outras espécies de aves que produzem um padrão de emissão de sons, os cantos e as imitações, gerados em estruturas respiratórias mais rudimentares e desprovidas de articulações com o pensamento simbólico: uma exclusividade humana.

A sofisticação de nossas vias respiratórias, se por um lado nos permitiu falar, por outro parece ter possibilitado o surgimento de consequências inesperadas e não muito agradáveis durante o sono: a predisposição ao ronco é sua consequência mais nefasta: a apneia. É muito parecido com o que ocorre em relação às dores de coluna quando passamos a nos sustentar sobre duas e não quatro pernas. Dor de coluna, assim como os roncos, são características que surgiram com a evolução humana: é o preço que nossa espécie paga em seu caminho pela civilização.

Todo o controle do espaço de nossas vias respiratórias, que permite que elas permaneçam abertas, é originado de um complexo mecanismo que interliga o sistema nervoso à musculatura e outras estruturas de nossa garganta.

Há, por exemplo, em nosso pescoço, um pequeno osso que, ao contrário dos outros ossos de nosso corpo, não se articula com nenhum outro: é o osso hioide. O hioide se interliga e sustenta os músculos dilatadores da garganta. Ele sofre trações musculares quando engolimos, respiramos, tossimos e, principalmente, quando falamos. Dando sustentação e modelando as vias respiratórias, o osso hioide permite que essas vias permaneçam abertas e permeáveis ao ar. Este osso pode ser palpado no pescoço, logo acima do que é chamado de gogó ou "pomo de Adão", como um pequeno anel que envolve a traqueia.

A presença de uma estrutura óssea na musculatura da garganta é uma das sofisticações das vias respiratórias nos humanos que possibilitou o surgimento da emissão vocal de sons articulados, essa faculdade humana que nos diferencia de outros primatas.

Um outro acontecimento significativo na escala evolutiva da espécie humana, que também pode se tornar coadjuvante nos processos de obstrução que produzem apneia do sono, é o ato de termos nos tornado bípedes, adotando a postura ereta. Como consequência dessa nova orientação espacial de nosso corpo, o fluxo de ar que entra pelas nossas vias respiratórias na inspiração, entrando pelo nariz e convergindo em direção ao pescoço em seu caminho aos pulmões, percorre uma angulação próxima a 90 graus, mais aguda do que a encontrada nos animais que andam sobre quatro patas (Fig. 8-1).

A anatomia das vias respiratórias humanas, com a incorporação destas inovadoras capacidades específicas, passa a ser regulada numa sintonia muito mais fina que a necessária em outras espécies. Combinados, todos estes fatores nos deixaram extremamente vulneráveis a um estreitamento das vias aéreas respiratórias enquanto dormimos.

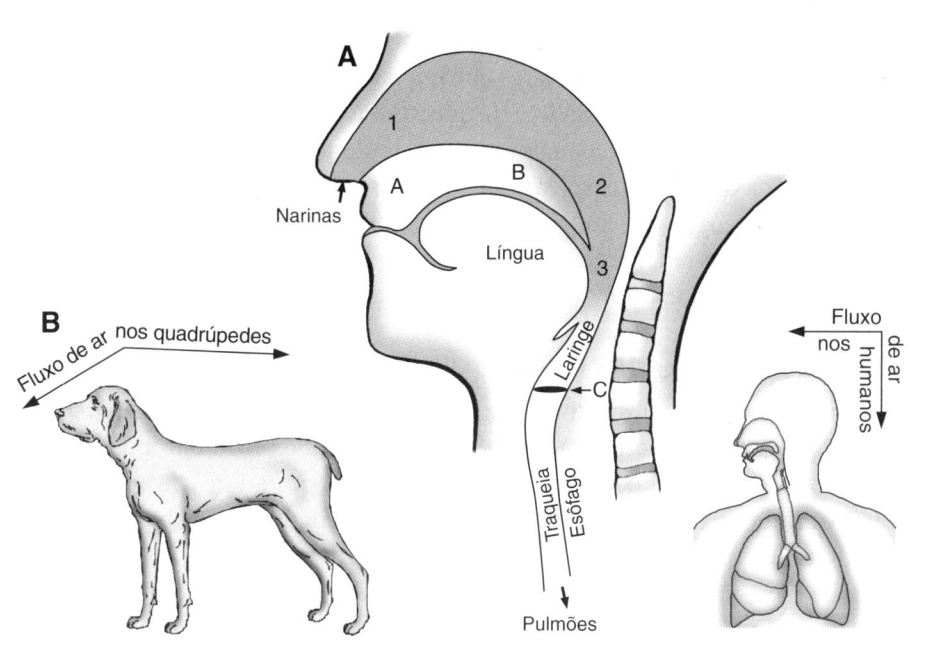

Fig. 8-1. Angulação do fluxo de ar, das narinas até os pulmões. (**A**) Em bípedes (humanos); (**B**) em quadrúpedes.

■ DUELO DE TITÃS DA PRÉ-HISTÓRIA: *NEANDERTAIS VERSUS HOMO SAPIENS*

Pensàm os paleontólogos que os *Neandertais*, hominídeos que coabitaram a Terra com os *Homo sapiens* até cerca de 15.000 anos atrás, apesar de já andarem eretos, não tinham a capacidade de fonação. Especula-se, por estudos de material paleoantropológico encontrado (de estudo do homem pré-histórico), que estes parentes próximos de nossa espécie não roncassem. De certa forma, a natureza, favorecendo a coabitação de duas espécies muito semelhantes, o *Homo sapiens* e o *Neandertal*, permitiu que as novas aquisições evolutivas (e suas consequências não desejadas) fossem postas à prova.

■ DUELO DE TITÃS DA HISTÓRIA: *HOMO SAPIENS VERSUS HOMO RONCATOR*

Sobreviveu, naquela Era, o *Homo sapiens*, que falava e roncava. Agora a natureza, por intermédio do saber científico, possibilita um novo confronto, desta vez no campo intelectual, afetivo e trabalhista. Trata-se do *Homo roncator versus* o *Homo sapiens*. É o duelo entre o homem que ronca contra o homem que não ronca. Porém, nesta era em que vivemos, a natureza que o *Homo sapiens* criou possibilita a uma "espécie" se converter na outra.

■ POR QUE NÃO RONCAMOS ACORDADOS?

Naturalmente, roncar não acontece durante a vigília. Isto se deve ao fato de existirem mecanismos neuromusculares que impedem a redução de calibre das vias aéreas quando estamos acordados. Há músculos que, mesmo na respiração tranquila e sem qualquer esforço maior, são constantemente acionados para dilatarem nossas passagens aéreas. Durante o sono perdemos parte deste sofisticado controle neurológico da musculatura respiratória. Para piorar a situação de quem sofre desse fenômeno, quanto mais profundamente se dorme, maior a possibilidade de observarmos uma situação mais grave.

■ A APNEIA SURGE NAS PESSOAS JUNTO COM OS RONCOS?

Os roncos e a apneia obstrutiva do sono não costumam se instalar de maneira súbita. A vasta maioria dos pacientes roncou, em maior ou em menor grau, durante alguns anos antes da confirmação de serem portadores de apneia, perdendo um tempo precioso para o tratamento dessa condição. Para alguns, o tempo bastante para a instalação de uma alteração irreversível.

Hoje se considera que os roncos e a apneia obstrutiva do sono estão num contínuo. Dito de outra forma, o que ontem foi considerado um "inofensivo" ruído respiratório pode se tornar ronco hoje e culminar em franca obstrução respiratória durante o sono: a apneia obstrutiva do sono. Assim, os distúrbios respiratórios do sono são considerados como partes de uma mesma condição patológica: inicia-se com um ronco leve para, gradativamente, progredir, ao longo dos anos, até o aparecimento de francas apneias, percebidas mesmo sem uma investigação mais apurada. Com isso, os indivíduos começam a apresentar, progressivamente, prejuízos no desempenho de suas atividades intelectuais diurnas, afetando todas as áreas de atividade, desde o trabalho, passando pelo afeto, e mesmo o lazer.

■ A APNEIA, AO CONTRÁRIO DO RONCO, NÃO FAZ BARULHO?

Como para qualquer coisa na vida, poderemos encontrar algo com mais facilidade quando soubermos, exatamente, o que estamos procurando, se soubermos identificar e caracterizar, de modo adequado, o objeto da nossa procura. Para se diagnosticar a apneia obstrutiva do sono é necessário, primeiro, saber que ela existe.

A pista que se constitui na verdadeira chave para a realização do diagnóstico de apneia é o ronco. Invariavelmente acompanhando a doença, o ronco surge como parte dos eventos de obstrução respiratória. O ronco é um ruído e, se na respiração há ruído, há fluxo de ar nas vias aéreas. Logo, se o ronco pode ser ouvido, há algum fluxo respiratório. Quando o fluxo de ar se interrompe por completo, temos a obstrução respiratória e, consequentemente, a apneia. Nesse momento crucial em que o fluxo de ar respiratório se interrompe, qualquer ruído é extinto, inclusive o ronco. Curiosamente, o momento de maior gravidade do ronco é identificado não pela produção de barulho, mas pela instauração de um breve silêncio, até que o fluxo de ar seja restabelecido. Normalmente, após este fenômeno, o indivíduo acorda para respirar.

> ### UMA TEMPESTADE SILENCIOSA
> **Um resumo do que foi dito até aqui e algumas outras considerações**
>
> Resumindo o que foi dito até aqui, quando há uma obstrução, um fechamento completo da passagem de ar na respiração, temos instalado um episódio de apneia do sono. É chamada de obstrutiva, pois se deve a uma obstrução na garganta, ou seja, nas vias respiratórias. No momento em que o fluxo de ar se interrompe, o cérebro envia (pelos nervos que conectam o sistema nervoso com os músculos da respiração) um alarme.
>
> O diafragma (músculo que separa o tórax do abdome e é o principal instrumento de nosso corpo para aspirar o ar para dentro de nossos pulmões) permanece funcionando durante o sono e os sonhos, independente da nossa vontade. Numa situação de obstrução respiratória, apesar de o diafragma estar sendo estimulado insistentemente, não haverá fluxo de ar. Isso acontece porque a musculatura da garganta, por estar relaxada, mantém a obstrução. Então, o recurso final do cérebro é fazer o indivíduo superficializar o sono. Acordando um pouco, a respiração retorna temporariamente ao normal. Este fenômeno ocorre até centenas de vezes durante a noite, fazendo com que muita gente se diga mais cansada quando acorda do que quando dorme. É um paradoxo. Ou melhor, era, pois hoje em dia conhecemos os mecanismos que levam uma pessoa a acordar cansada.

▪ ENTRE O CÉREBRO E AS VIAS RESPIRATÓRIAS, TÃO DISTANTES UM DO OUTRO, QUE ESTRUTURA DE NOSSO CORPO SE APRESENTA COMO A INTERMEDIÁRIA DESTE PROCESSO DE DESPERTAR?

Precisamente, o mecanismo que faz com que os pacientes acordem envolve o sistema nervoso autônomo, aquele que a gente não controla, mas é o modulador de algumas de nossas funções mais vitais. O alarme de que a pessoa não está respirando envolve uma série de ações desse sistema nervoso autônomo, mediado pelo sistema nervoso central. Essas alterações autonômicas repercutem em diversas funções biológicas, além do controle respiratório. A pressão arterial, por exemplo, tende a aumentar com essas ocorrências, chegando a caracterizar francos episódios de hipertensão arterial em alguns casos, necessitando, inclusive, de medicação anti-hipertensiva.

■ ALTERAÇÕES DO METABOLISMO QUE OS RONCOS E A APNEIA PRODUZEM

Esta série de eventos desencadeia uma verdadeira tempestade química no organismo, como a secreção de hormônios conhecidos pela denominação sugestiva de "hormônios do estresse". A adrenalina – que contrai os vasos sanguíneos, aumenta os batimentos cardíacos e eleva a pressão arterial – é uma dessas substâncias presentes nos fenômenos de apneia.

Durante as apneias, ocorrem alterações nos batimentos cardíacos e na pressão arterial que propiciam situações de instabilidade no funcionamento cardiovascular. Isto tende a acontecer não só nos indivíduos que já apresentam problemas cardíacos, como a maioria das pessoas poderia imaginar; acontece, também, nos indivíduos jovens que roncam. A longo prazo, com a manutenção dos episódios de roncos e apneia, doenças cardiovasculares poderão se instalar, como será tratado nos próximos capítulos.

■ QUEM RONCA DORME MAL. É ISSO?

Tudo isso acontece com um grave custo: quem ronca fica impossibilitado de ter um sono profundo pelo tempo necessário e da forma adequada ao descanso cerebral.

Em síntese, na obstrução parcial, há ronco. Quando a obstrução se torna total, a respiração cessa e o ronco desaparece. É importante afirmar que as alterações do metabolismo surgem já no início do processo obstrutivo, coincidindo com o surgimento dos roncos. Em última instância, os roncos são um sinal grave de alerta gerado pelo organismo. Não podem nunca ser menosprezados, pois, no momento em que surgem, doenças estão sendo incubadas no corpo humano.

CASO CLÍNICO

Eu não estou sozinho!

Francisco é um jornalista de 54 anos, diretor de um jornal de grande circulação. Seu trabalho é desgastante e minucioso, tendo começado a perceber falta de memória há uns 5 anos. Apresenta, há 2 anos, grandes dificuldades de concentração e tem cometido alguns lapsos de memória, incompreensíveis para ele. Como diretor do jornal, foi disfarçando o problema delegando funções e transferindo algumas de suas atribuições, ora a seus assessores mais imediatos, ora a quem estivesse mais perto. Com o tempo, começou a dormir em momentos impróprios, como durante reuniões importantes, onde eram discutidas as pautas do jornal. Procurou auxílio e está, agora, tratando-se das suas apneias do sono, cujos episódios foram notados inicialmente pela mulher, segundo ela mesma relatou, há pelo menos 10 anos. Naquela ocasião, procuraram auxílio médico, ouvindo que roncar não era problema, era coisa normal. Procuraram a opinião de dois outros médicos, ouvindo a mesma coisa. Embora não tivessem concordado que aquilo era coisa normal, por falta de opção, resignados, interromperam a peregrinação pelos consultórios médicos, só retornando agora. A mulher do Francisco o acompanhou à última consulta para fazer um comunicado: eles recuperaram suas atividades sexuais (sem uso de medicações), pois o Francisco passou a ter, novamente, ereções espontâneas.

9
Consequências Clínicas dos Roncos e da Apneia do Sono

"Na carruagem, o senhor Power olhava para as casas desfilantes com apreensão acabrunhada. Teve uma morte repentina, pobre sujeito – disse ele. A melhor morte – disse o senhor Bloom. Grandes olhos abertos fixaram-se nele. Sem sofrimento – disse ele. Um instante e tudo acabou. Como morrer dormindo. Ninguém falou."

James Joyce, *Ulisses*

Os roncos e a apneia obstrutiva do sono produzem, como tivemos a oportunidade de observar, uma série de manifestações clínicas: cansaço, depressão e ansiedade, mau humor. Algumas manifestações, como o cansaço pela manhã, podem surgir logo na instauração dos sintomas. Outras, como as doenças cardíacas, podem levar anos para aparecer.

A certeza que se apresenta é que, mais cedo em uns, mais tarde em outros, os problemas de saúde chegam para quem ronca. Quem ronca perde anos e qualidade de vida. Apresentaremos, a seguir, as consequências clínicas de surgimento precoce e tardio dos roncos e da apneia do sono.

■ CONSEQUÊNCIAS CLÍNICAS DE SURGIMENTO PRECOCE

- Cansaço.
- Depressão.
- Ansiedade.
- Mau humor.
- Cefaleia.
- Alterações de personalidade.
- Alterações cognitivas do aprendizado e do conhecimento.
- Distúrbios da memória.

■ CONSEQUÊNCIAS CLÍNICAS DE SURGIMENTO TARDIO

Doenças cardiovasculares

- Hipertensão arterial.
- Infarto "agudo" do miocárdio.
- *Angina pectoris*.
- Insuficiência cardíaca.
- Derrame cerebral.

Doenças sistêmicas (capazes de afetar todo o corpo)

- Diabetes.
- Outras doenças endócrinas (obesidade).
- Alterações da imunidade celular.
- Disfagia e engasgos recorrentes.

Distúrbios e doenças sexuais

- Impotência masculina.
- Diminuição da libido em homens e mulheres.

É importante que se diga que essa divisão das consequências clínicas, como de surgimento precoce ou tardio, é bastante individual, variando muito de pessoa para pessoa. Assim, por exemplo, os distúrbios da memória poderão demorar mais para aparecer em alguns, enquanto para outros a obesidade poderá chegar cedo.

Outra observação importante a ser feita é que nem todas as alterações clínicas surgirão em todo mundo. Enquanto uns poderão apresentar várias manifestações, outros poderão ter, por exemplo, apenas a hipertensão arterial.

> Como poderiam os roncos e a apneia serem os causadores de tantas doenças já tão conhecidas de todos nós, sem que eu nunca tenha lido nada sobre essa associação? Isso não é, pelo menos, curioso?

A seguir, será apresentado como esses distúrbios/doenças surgem a partir dos fenômenos de ronco e apneia. Muitas dessas informações ainda não receberam um enfoque adequado por textos da literatura médica, especialmente no que tange ao estabelecimento da relação de causa e efeito entre os distúrbios do sono e algumas das doenças citadas acima.

■ REPERCUSSÕES CARDIOVASCULARES E EM OUTROS ÓRGÃOS

O evoluir da Medicina nos tem oferecido, neste início do século XXI, a rara oportunidade de esclarecer o porquê de uma série de doenças que acometem a espécie humana. Esta nova fronteira do saber médico é a chave para uma vida mais longa e mais bem vivida. A grande surpresa da comunidade médica é a associação do surgimento de algumas doenças – com as quais a humanidade se "acostumou" a conviver, quase como se fossem velhas conhecidas – a um outro velho conhecido nosso: o ronco.

Parece incrível que só agora esta relação tenha sido verificada. É o estudo desta relação que será apresentado nos próximos capítulos. Doenças do coração (hipertensão arterial, infarto do miocárdio, insuficiência cardíaca), doenças do cérebro (demências e doenças degenerativas cerebrais, acidentes vasculares ou derrames cerebrais), doenças endócrinas (diabetes), distúrbios sexuais (impotência erétil masculina, frigidez feminina e outras disfunções sexuais), todos problemas de saúde muito frequentemente encontrados em um mesmo paciente, podem ter um denominador comum: estarem associados aos distúrbios respiratórios do sono.

Doenças dificilmente ocorrem em razão de uma única alteração no controle fisiológico do organismo humano. As causas costumam ser múltiplas, associadas entre si numa potencialização negativa, levando a um desequilíbrio do controle metabólico.

É neste contexto que o ronco está inserido. Trata-se de um componente a mais na formação das doenças. Além disso, há um agravante: os radicais livres, produzidos durante as crises de apneia (que são os maiores inimigos moleculares de nossas células), potencializam as próprias crises de apneia, gerando um ciclo vicioso.

10

Consequências dos Roncos sobre a Atividade Cerebral

"Nosso direito fundamental de ser consciente é desrespeitado todos os dias, sistematicamente."

Luis Fernando Veríssimo

Antes da detecção de doenças, as primeiras consequências decorrentes de roncos são observadas na forma de alterações sobre a atividade cerebral normal dos pacientes. Grande número de manifestações podem ocorrer, com todas elas, de alguma forma, modificando a capacidade das pessoas de raciocinar, memorizar, de demonstrar adequadamente suas emoções, afetando os reflexos, a sagacidade, os comportamentos, sendo difícil até mesmo precisar os limites destes efeitos que, pela sutileza que podem ocorrer, são capazes de ser confundidos com traços da personalidade (p. ex., irritabilidade, estados depressivos, mau humor). Isso porque cada pessoa reage de uma forma diferente quando seu cérebro não repousa direito, um processo que, inclusive, depende da personalidade de cada um. Mas alguns efeitos podem ser considerados gerais a todos os portadores de distúrbios respiratórios durante o sono.

■ O RONCO INTERFERE COM O SONO PROFUNDO E O SONO SUPERFICIAL?

Como já dissemos, há duas fases do sono, o superficial e o profundo. Durante o sono normal ocorre uma alternância entre essas duas fases. Qualquer fator que interfira no progredir normal do sono prejudicará o ato de dormir – uma atividade biológica essencial – e, consequentemente, o descanso do cérebro.

Um dos efeitos do ronco é alterar o mecanismo normal do sono, por causar uma fragmentação da alternância natural que ocorre entre as fases de sono superficial e profundo. Um sono descontinuado, constantemente interrompido, tornar-se-á ineficiente para o reparo, para o descanso do cérebro.

Sabemos, hoje em dia, que os despertares cerebrais desencadeados pelos episódios de ronco provocam, secundariamente, disfunções em outros órgãos além do cérebro. Essas disfunções, que se manifestarão ao longo do dia, na maioria das vezes não são percebidas como consequências de um sono mal dormido.

Até um leve distúrbio respiratório associado aos roncos, mesmo sem a confirmação de apneia associada, pode desencadear um cansaço e um déficit intelectual sentido ao despertar e durante todo o dia seguinte, como demonstraram as avaliações de indivíduos que roncam quando comparadas às de outros normais. Isso também pode ser demonstrado pela melhora de desempenho habitualmente obtida com o tratamento dos indivíduos que, exclusivamente, roncam, sem diagnóstico laboratorial de apneias.

■ SONOLÊNCIA E ACIDENTES

Os efeitos dos distúrbios respiratórios sobre a qualidade de sono levam a uma tendência maior desses indivíduos afetados a se envolverem em acidentes, e isso apenas no surgimento dos roncos. Quando comparamos essas pessoas às que não roncam e não apresentam distúrbios do sono, verificamos haver uma significativa diminuição nos reflexos em quem ronca.

> **A regra é simples e clara**
> Menos reflexos visuais e motores ⇒ Resposta mais lenta ao volante ⇒ Maior chance de se envolver em acidentes no trânsito.

Em indivíduos com apneia do sono, os reflexos motores estão muito prejudicados. Mais prejudicados, inclusive, do que os reflexos de boa parte das pessoas alcoolizadas com doses acima das taxas permitidas pela legislação de trânsito. Isso aumenta em muito o risco dos acidentes em geral, principalmente automobilísticos. Grande parcela dos acidentes que acontecem em nossas ruas e estradas estão relacionadas com a sonolência desencadeada por esta doença. Quando essas duas condições se somam – ingestão de bebidas alcoólicas por pessoa que ronca – os riscos de dirigir são enormes. Parece óbvio, mas vale reafirmar, os riscos não se limitam a quem está no volante, mas a todos os passageiros e quem cruzar pelo seu caminho. Dizer o que é óbvio se torna necessário para afirmar que isto é mais que um problema individual, é uma questão pública. Quer se pretenda ou não encarar a questão dos distúrbios do sono desta maneira, o fato é que as consequências produzidas pelos distúrbios do sono fogem do âmbito individual, abrangendo a segurança coletiva.

Já ouvimos casos de pessoas que foram acordadas em sinais de trânsito por motoristas buzinando atrás do seu carro. E isso ainda pela manhã, indo para o trabalho. Ou ainda, de haverem colidido com seus carros ao caírem no sono enquanto dirigiam. Muitas vezes, é este o motivo de procurarem um atendimento médico.

■ POR QUE OS ACIDENTES DE TRÂNSITO MAIS GRAVES ESTÃO RELACIONADOS COM A SONOLÊNCIA AO VOLANTE?

O mais importante e trágico é que, quando estes acidentes automobilísticos ocorrem em razão da sonolência, normalmente eles costumam ser muito mais graves do que os habituais. E há uma explicação para isso. A pessoa que colide enquanto dorme ao volante não tenta se desviar dos obstáculos ou diminuir a velocidade do carro antes da colisão. A batida tende a ser mais forte, ocasionalmente de frente, contra um obstáculo fixo ou de encontro a outro carro, provocando, geralmente, mais danos materiais e de vidas do que qualquer outro tipo de acidente.

É importante verificar que em muitas estatísticas sobre acidentes nas estradas, as horas que se seguem ao almoço são aquelas onde se encontram boa parte dos acidentes com esta característica. Vale, então, a recomendação para que não se cochile ao volante: quando estiver na estrada, não use bebidas alcoólicas e nem coma alimentos de difícil digestão ou em grande quantidade.

■ COMO FICA A QUESTÃO DO DORMIR AO VOLANTE E OS SEGUROS CONTRA ACIDENTES?

Quando há a possibilidade de se realizar perícia dos acidentes, verifica-se, com frequência, a total ausência de marca dos pneus no asfalto, caracterizando que sequer houve tentativa de acionar os freios. Esta é uma das características periciais que aponta para a causa do acidente ter sido o dormir do motorista. Essa observação pode ter implicações legais, financeiras e sociais sobre a responsabilidade pelo acidente.

Acidentes domésticos e de trabalho, conforme o distúrbio vai sendo conhecido, têm sido também relacionados com os roncos e distúrbios do sono, e as implicações legais, financeiras e sociais são semelhantes às dos acidentes automobilísticos.

■ SONO, RONCOS E PREJUÍZO INTELECTUAL

Os mecanismos básicos do sono, assim como muitas outras funções encefálicas, permanecem, em grande parte, como enigmas ao nosso conhecimento mas, aos poucos, com a ajuda das neurociências, vão se tornando mais claros.

Alguns conhecimentos recentemente revelados demonstram que uma das funções do sono está relacionada com a plasticidade cerebral, isto é, com o mecanismo pelo qual o cérebro se modifica, se adapta, se aperfeiçoa ao longo de nossa existência. Isto significa que é dormindo que o cérebro se desenvolve, aprende, consolida o conhecimento e a memória, se modificando internamente e estabelecendo novas conexões entre os neurônios.

Uma boa noite de sono é necessária não só aos bebês que, tendo que aprender inúmeras funções para a vida, como andar e falar, chamar a mãe quando está com fome ou se sente incomodado com algo, dormem mais que qualquer adulto normal. Os estudantes, que vivem preocupados com as notas, os namoros e o futuro trabalho, mesmo com suas noitadas são reconhecidos dorminhocos. Uma boa noite de sono é também muito importante para as pessoas mais velhas, pois a sabedoria que elas detêm só pode ser exercida em sua plenitude durante o dia se forem observados os necessários preceitos do cuidar da saúde. Uma coronária ou artéria cerebral envelhecida é mais vulnerável às alterações metabólicas que acontecem durante os roncos. Além disso, devemos observar que por força de menor eficácia funcional dos tecidos de sustentação das vias aéreas, os idosos são mais propensos ao ronco e à apneia do sono.

Hoje é verdadeiro o aforismo que diz que viver com qualidade não tem idade. Porém, como o corpo inexoravelmente envelhece, a atenção aos distúrbios do sono, que se agravam com a idade e minam a saúde, devem ser sempre considerados e tratados.

■ SE O RONCO FAZ MAL, POR QUE HÁ TANTO MÉDICO QUE RONCA?

PARA COMPREENDER MELHOR!

Uma pesquisa: roncos e aprendizado

Em 1999, um estudo realizado no Hospital Universitário de Erlangen, Alemanha, avaliou a presença de ronco nos estudantes de Medicina. Estes estudantes, jovens na faixa etária entre 20 e 30 anos, foram divididos em dois grupos, conforme o relato de roncarem ou não. Passou-se, então, à análise do desempenho acadêmico de cada um nos exames do curso. O resultado foi uma significativa diferença das notas médias finais entre os dois grupos: os estudantes que roncavam apresentaram um pior desempenho do que aqueles que não referiram roncos. Não foi encontrada nenhuma variável, exceto o ronco, para justificar o pior desempenho dos alunos que roncavam. Esses alunos apresentavam sono com qualidade inferior. O sono inadequado é um dos principais fatores que dificulta a assimilação de novos conhecimentos.

Será aos jovens estudantes de medicina, nossos futuros médicos, que estaremos recorrendo no futuro. Eles só terão a predisposição de realizar essa leitura sobre o ronco se reconhecerem, primeiro neles mesmos, a relação que existe entre saúde e dormir bem.

11

Consequências dos Roncos sobre os Sonhos

"Fazem o elogio do inimigo. Chamam qualquer coisa 'boa' de sonho, mas esquecem que todo sonho é monstruoso, mesmo os bons. O sonho é o pensamento contra a nossa vontade, é uma ocupação forçada de nosso cérebro para nos iludir ou anarquizar."

Luis Fernando Veríssimo

■ QUAL A RELAÇÃO ENTRE DORMIR, DESCANSAR E SONHAR?

Os sonhos são parte fundamental do sono. Todos nós sonhamos. Ao contrário do que muita gente acredita, pensamos (e muito!) enquanto dormimos. Acordados, podemos não nos lembrar de quase nada do que estivemos pensando durante o sono. Até mesmo os sonhos mais vivazes costumam ser esquecidos com o decorrer do dia. Por isso o hábito de algumas pessoas de anotar o conteúdo dos sonhos assim que acorda logo pela manhã.

Durante os sonhos, são processadas inúmeras informações ditas inconscientes, mas que guardam relação com cada momento de nossa vida consciente. Nosso inconsciente, ou seja, aquilo que faz parte de nossas vidas, mas nós não percebemos conscientemente, é o que vem à tona durante os sonhos. Saber "ouvi-lo" (o nosso inconsciente) é fundamental e devemos lhe fornecer meios de se manifestar em sua plenitude, assegurando-lhe um período de sono adequado.

Nosso cérebro trabalha incessantemente. Sabemos que certos órgãos do corpo humano nunca param; isto é evidente em relação ao coração. Todavia, tudo que é vivo descansa. Até mesmo o coração descansa de maneira muito particular: entre uma batida e outra há um momento no qual o coração se recompõe, a diástole, a fração de segundo em que o coração repousa. Como normalmente diminuem o número de batidas do coração enquanto dormimos, também o sono favorece o sossego do coração. O cérebro, na sua particular maneira, descansa enquanto dormimos: durante sua atividade de sonhar.

■ SONHAR E PODER DE DECISÃO

Para cada ação de nossas vidas, as possibilidades de caminhos são infinitas. É a famosa pergunta: "Mas e se eu tivesse feito desse outro jeito...". Muitas dessas escolhas parecem ser feitas durante a noite, enquanto dormimos. Decisões importantes, aquelas que se tomarão passos decisivos de nossas vidas, devem ser tomadas após uma boa noite de sono. Os afortunados que dormem bem podem, desta forma, planejar melhor suas vidas. Seus erros serão minimizados e seus acertos maximizados. Seus "planos de voo", que foram estudados durante as bem dormidas noites anteriores, serão executados com maior maestria durante os dias que se seguirão. O que ocorre em nossos pensamentos ao longo da noite poderá influenciar em cada decisão que tomamos ao longo do dia, assim como os rumos na vida de cada um.

> **PARA COMPREENDER MELHOR!**
>
> **As fases do sono e os sonhos**
>
> Apresentamos durante o sono algumas fases mais superficiais e outras de sono profundo, onde normalmente ocorrem os sonhos. A fase mais associada aos sonhos é o estágio de sono REM, relacionada com sono profundo. Nesta fase, há uma atividade cerebral intensa, incluindo determinadas áreas do cérebro relacionadas com as emoções. O que confirma a influência que os sonhos exercem na integração das atividades emocionais diurnas com o que nos ocorre enquanto dormimos.
>
> Além do sono REM, outros estágios do sono, genericamente chamados de sono não REM (NREM), estão presentes, perfazendo, inclusive, a maior parte do tempo que passamos dormindo.
>
> Um sono mais superficial acontece durante as fases 1 e 2 NREM, mas as fases 3 e 4 NREM também são de sono profundo, fases nas quais se acredita que os sonhos também possam ocorrer.
>
> Os sonhos são o elo do sono com as atividades e as emoções que exercemos durante o dia. Como são indissociáveis, o que afeta o sono prejudica os sonhos e o que afeta o sonho interfere com a vigília, com o que fazemos ou buscamos fazer durante o dia.

■ RESPIRAÇÃO, MOVIMENTO E SONO
Se meu sonho foi cheio de ação, por que eu não me mexi enquanto dormia?

Ao longo do sono, a musculatura vai relaxando para que, quando comecemos a sonhar, não possamos nos mexer. Desta forma, não levamos os sonhos a ações físicas, o que poderia ter consequências desastrosas. Imaginem como as pessoas procederiam durante os sonhos se não houvesse essa inatividade muscular: teríamos socos, gritos, corridas e fugas na cama, muita gente ficaria machucada!

Alguns músculos do tórax, ditos da musculatura acessória da respiração, por ajudarem nos movimentos respiratórios, estão no momento do sono parcialmente relaxados. Nem todos os músculos respiratórios, contudo, estão com suas funções diminuídas. Normalmente, o diafragma permanece funcionando durante o sono e os sonhos, independente da nossa vontade. É o principal músculo respiratório do organismo, devendo manter uma atividade constante e integrada durante todo o sono.

Comparando com o período em que estamos acordados, o diafragma, pelo menor tônus dos outros músculos auxiliares da respiração, necessita fazer um esforço muito maior durante o sono para produzir a inspiração, ou seja, para aspirar o ar pelas vias aéreas. O diafragma supera em força a contração dos demais músculos respiratórios que sustentam as vias aéreas. Assim, há uma tendência para ser formada uma pressão ainda mais negativa (também chamada de pressão de aspiração) no sistema respiratório, num momento em que a faringe está flácida e relaxada e, por isso, propensa à maior instabilidade e a se fechar com maior facilidade, provocando o ronco e a apneia.

Os sonhos ocorrem durante a fase de sono mais profundo, que normalmente só aparece após um período de sono superficial. Quem ronca e sofre de apneia do sono tende a sonhar menos, pois o mecanismo de despertar que os roncos e a apneia provocam tiram o indivíduo do sono profundo.

O tempo de cada fase de sono também é importante para a ocorrência normal dos sonhos. No estudo da atividade cerebral nesses indivíduos, verificamos que a pessoa que é despertada de modo intermitente mantém fases de sono mais superficiais do que aquelas que conseguem ter o sono mais contínuo. A impossibilidade de manutenção adequada da fase profunda de sonhos é o que, em grande parte, propicia o surgimento dos sintomas diurnos da apneia obstrutiva do sono, quais sejam, sonolência excessiva diurna, cansaço, cefaleia matinal, alterações cognitivas, impotência sexual, alterações de personalidade, estados depressivos.

CASO CLÍNICO

Eu não estou sozinho!

Augusto é empresário, tem 64 anos e administra ele próprio sua empresa, que é uma prestadora de serviços para uma grande fábrica de bebidas. Como começou a não conseguir dormir bem, adquiriu o hábito, a cerca de 5 anos, de chegar no trabalho após o meio-dia, mesmo assim sempre cansado e irritado com tudo e com todos, atribuindo esta situação ao ambiente de trabalho tenso, agitado e com muitos problemas. Fez uso de vitaminas e tirou algumas férias, mas as alterações no seu comportamento não melhoravam, ainda mantendo um sono inadequado, mesmo durante suas últimas férias num local paradisíaco. Começou a apresentar insônia e a tomar remédios para dar início a seu sono, mas, apesar de conseguir dormir rapidamente na hora pretendida, acordava sempre cansado. Quando procurou auxílio médico, sua empresa estava cheia de dívidas, e ele havia brigado com um dos seus sócios. Não bastasse isso, apresentava uma aparência péssima, com aspecto desleixado e revelando extremo cansaço, fumando sem parar e falando numa voz embargada, demonstrando, muitas vezes, grandes dificuldades para encadear suas ideias. Nossa avaliação revelou que ele apresentava um grande número de paradas respiratórias obstrutivas durante o sono. Está sendo tratado há 2 semanas e já, neste curto período, relata ter recuperado seu sono normal.

Distúrbios do Sono e Radicais Livres "versus" Vasos Sanguíneos

"O que os olhos não veem, o coração sente!"

Olga, 70 anos (ditado popular modificado)

■ DISTÚRBIO RESPIRATÓRIO DO SONO E PRODUÇÃO DE RADICAIS LIVRES

O "lixo químico" que surge a partir da mudança no metabolismo que a privação de oxigênio provoca, é formado por uma série de substâncias altamente lesivas às células, principalmente às membranas celulares de nosso organismo: são as chamadas espécies reativas de oxigênio, ou simplesmente, radicais livres. As pessoas que apresentam roncos e apneia obstrutiva do sono tornam-se verdadeiras fábricas noturnas desses radicais livres, que são moléculas com alta capacidade de reagir com os constituintes estruturais de nossas células, atacando, quimicamente, as membranas das células.

Uma lesão na membrana da célula pode provocar desde alterações em seu funcionamento normal até lesão estrutural irreversível e, consequentemente, morte dessa célula. Este fenômeno, ao acometer um conjunto cada vez maior de células, produzirá pequenas e constantes lesões nos órgãos, por exemplo, microlesões nas artérias coronárias, produzindo o infarto do miocárdio (mio: músculo, do cárdio: coração).

> **Em síntese, é isto o que ocorre**
>
> Roncos e apneia ⇒ Alterações do metabolismo do corpo ⇒ Produção maciça de radicais livres ⇒ Interação molecular entre os radicais livres e os constituintes celulares ⇒ Lesão celular ⇒ Microlesões arteriolares ⇒ Repercussões hemodinâmicas das lesões arteriolares ⇒ Lesão em artérias de maior calibre ⇒ Lesão no órgão ⇒ Comprometimento da função do órgão ⇒ Surgimento dos sinais e sintomas; em outras palavras, a manifestação clínica de uma patologia.

■ COMO SURGEM OS RADICAIS LIVRES E COMO ESTAS MOLÉCULAS AFETAM AS CÉLULAS?

Para compreendermos este processo, precisamos estar cientes de que as lesões vão surgindo aos poucos, de modo imperceptível. Inicialmente, tudo se passa no nível mais íntimo das moléculas constituintes das células. Aos poucos, o que era invisível torna-se visível ao termos lesões juntando-se a outras lesões; o que era celular passa a acometer os órgãos. Não devemos nos enganar: o que os olhos não veem, o coração sente.

A linha de acontecimentos que vai desde a produção de radicais livres até os efeitos que esses radicais livres produzem nas células e órgãos de nosso organismo é muito complexa.

Nosso organismo é sensível a pequenas variações na concentração do oxigênio. O metabolismo de nosso organismo é chamado de aeróbico por ser dependente da presença de ar (do oxigênio). Como o oxigênio tem concentração praticamente fixa no ar atmosférico, a obstrução respiratória se constitui no principal mecanismo com o qual a privação de oxigênio pode ser imposta a todos os tecidos do nosso organismo.

Uma diminuição transitória nas concentrações de oxigênio obriga o nosso organismo a lançar mão de uma via alternativa do metabolismo, para que as células continuem vivas e a funcionar, mesmo que de maneira não tão ideal: surge o metabolismo anaeróbico que, contudo, não é um recurso inesgotável do organismo.

O metabolismo anaeróbico (pela insuficiência de oxigênio) é menos eficiente que o aeróbico, porque, utilizando a mesma quantidade de glicose (o combustível básico do nosso organismo) produz menos energia que o aeróbico, além de gerar uma "fumaça" de compostos tóxicos, um "lixo biológico" capaz de lesar nossas células. Essas alterações, ocorrendo no âmbito de moléculas, normalmente não produzem sintomas a curto prazo, necessitando, às vezes, de anos para as lesões aparecerem. As doenças no coração, por exemplo, são algumas das que surgem anos depois de iniciada essa agressão celular.

■ HAVERIA ALGUMA RELAÇÃO ENTRE OS RADICAIS LIVRES E AS DORES MUSCULARES QUE SINTO APÓS REALIZAR EXERCÍCIOS?

A dor muscular que sentimos após exercícios intensos pode ajudar-nos a compreender o que ocorre em nosso corpo no microscópico ambiente molecular. É uma dor bioquímica, ou seja, uma dor produzida não por uma contusão ou lesão física, mas por substâncias químicas que surgem com o metabolismo anaeróbico que esses exercícios extenuantes provocam. O ácido lático, que para facilitar o entendimento pode ser comparado aos radicais livres, é um dos responsáveis por essa dor bioquímica. No caso do ácido lático, o que ocorre é um desequilíbrio entre a quantidade de energia que precisa ser produzida e a capacidade do corpo em produzi-la. Mas neste caso a causa não é respiratória, e se a citamos aqui é pela analogia com os distúrbios respiratórios que as alterações bioquímicas e celulares produzidas pelo ácido lático podem nos oferecer. Este exemplo, além disso, nos ajuda a entender que nem todas as substâncias produzidas pelo nosso corpo nos fazem essencialmente bem; contudo, conhecendo as situações em que isso ocorre, poderemos evitar suas consequências.

■ COMO ESSAS LESÕES MOLECULARES CAUSADAS PELA VARIAÇÃO DO OXIGÊNIO PODEM CHEGAR A AFETAR ÓRGÃOS INTEIROS DE NOSSO CORPO?

As lesões celulares ocasionadas pelas variações no nível de oxigênio oferecido com os processos de obstrução respiratória se processam em dois tempos:

1. Num primeiro momento, quando o ronco se inicia e a limitação respiratória se instala, o fluxo de ar nas vias aéreas diminui e, evidentemente, o oxigênio, que passa a chegar em menor quantidade, tem sua concentração no sangue reduzida. Ocorre, então, uma mudança radical no metabolismo celular, com um estado metabólico propiciando a formação de maior quantidade de radicais livres no organismo.
2. O segundo momento se inicia quando a obstrução respiratória é vencida, o fluxo de ar das vias aéreas é normalizado e, consequentemente, o ronco e a apneia são revertidos e o teor de oxigênio retorna a seus valores usuais. É neste exato momento que os radicais livres são largamente produzidos, pela reação bioquímica entre as substâncias produzidas a partir do metabolismo anaeróbico com o oxigênio recém-chegado pelo restabelecimento do fluxo de ar inspiratório. São os compostos formados, neste momento, que tanto lesam as células.

Curiosamente, um desses compostos radicais livres é o peróxido de hidrogênio, vulgarmente conhecido como água oxigenada! Esta água oxigenada é um radical livre muitíssimo agressivo. Basta ver o que acontece quando pingamos algumas gotas de água oxigenada (em sua concentração comercial de 10%) sobre um machucado de nossa pele. Ela abrasa, literalmente corrói a superfície ferida.

Destrói, perante nossos olhos, os restos de secreção, os fragmentos celulares e as bactérias que se acumulam na superfície dos ferimentos.

O mesmo que a água oxigenada (o radical livre peróxido de hidrogênio) faz na pele, nesta situação em escala macroscópica, ocorre também no nível microscópico, dentro de nossas células. E esse processo, embora em escala quântica, ocorre em cada episódio de ronco e apneia.

As lesões provocadas pelos radicais livres são mais evidentemente notadas nas células conhecidas como endotélio, as que primeiro entram em contato com as variações na concentração de oxigênio no sangue. E isto ocorre em todo o corpo humano, pois o endotélio reveste, internamente, todos os vasos sanguíneos do organismo. São as células mais expostas a uma agressão pelos radicais livres.

Mas qual a relação entre radicais livres, roncos e apneia?

Em última análise, as alterações do teor de oxigênio provocadas pelos distúrbios respiratórios durante o sono estão entre os principais fatores da maior formação de radicais livres no organismo humano. Esses radicais livres interagem com o endotélio do sistema vascular, ativando uma reação química e provocando uma lesão. A partir desta lesão, surge a inflamação dos vasos sanguíneos. É a inflamação dos vasos sanguíneos que vai causar uma alteração com nome bastante conhecido, tanto pelo meio médico, quanto pelo meio leigo, a aterosclerose. Assim, os roncos, ao produzirem alterações na oxigenação normal do organismo, ajudam a desencadear uma série de eventos bioquímicos que levam à inflamação do endotélio das artérias e à aterosclerose.

■ O ALVO DE LESÕES METABÓLICAS PRODUZIDAS PELOS RONCOS E APNEIA

A inflamação do endotélio das artérias e a aterosclerose são alterações que se processam em escala quântica, submicroscópica, ou seja, entre moléculas. Não são percebidas individualmente, mas no conjunto delas e, mesmo assim, cumulativamente ao longo dos anos. Os radicais livres produzidos nessas situações estão sendo identificados como um dos principais mecanismos agravantes, e mesmo produtores das doenças cardiovasculares. As alterações bioquímicas que eles provocam se realizam por complexas interações metabólicas com outras substâncias e outros constituintes de nosso corpo, como por exemplo, as gorduras constituintes de nossas células e a glicose, a nossa principal fonte de energia.

DISTÚRBIOS DO SONO E RADICAIS LIVRES *VERSUS* VASOS SANGUÍNEOS

Como as artérias entram em contato com os radicais livres produzidos nos distúrbios respiratórios do sono?

Os capilares sanguíneos, o local onde as células circulantes no sangue – glóbulos vermelhos e brancos – percorrem seu caminho praticamente em fila indiana, uma atrás da outra, é o local onde o oxigênio e os nutrientes chegam às células. Como as artérias estão em todos os órgãos do corpo, pois são elas que levam oxigênio e nutrientes às células, as lesões provocadas por esses eventos encontram-se disseminadas em todo o organismo. Alguns tecidos e órgãos sentem as consequências mais cedo que outros, da mesma forma que umas pessoas são mais sensíveis que outras a essas alterações. Daí a diferença – no tempo, na qualidade e na quantidade – dos sintomas entre as diversas pessoas em uma determinada população.

É verdade que os vasos sanguíneos são algumas das primeiras estruturas de nosso corpo lesadas pelos radicais livres?

O endotélio vascular, o tecido celular que recobre o interior de todos os vasos sanguíneos, é o local em que as lesões causadas pelos radicais livres se tornam mais evidentes. Não é por mera coincidência que o endotélio está mais do que implicado em uma série de doenças muito frequentes e conhecidas, podendo ser considerado o principal "alvo" do ataque dos radicais livres.

Mas e o "entupimento" das artérias coronárias... não há situações em que essas artérias podem ficar literalmente entupidas?

Na presença maciça de radicais livres, as plaquetas (um dos principais componentes do sangue) adquirem maior poder de adesividade entre si. Em situações normais, as plaquetas são responsáveis pela coagulação sanguínea e, assim, importantes para impedir sangramentos. Em situações patológicas, nas quais a coagulação está aumentada por maior adesividade das plaquetas, ocorre, dentro dos vasos sanguíneos, a formação de coágulos, também chamados de trombos, causando verdadeiros entupimentos das artérias. Esses entupimentos têm um nome particular quando acontecem nas coronárias, as artérias que nutrem e oxigenam o coração: infarto "agudo" do miocárdio. O infarto, porém, assim como esse tipo de lesão, não é uma exclusividade do coração.

Então, qualquer artéria do corpo pode ser lesada?

Qualquer artéria pode ser acometida, e é o que normalmente encontramos em indivíduos com roncos e distúrbios respiratórios do sono. Se ocorrerem nos vasos cerebrais, se instalará o acidente vascular cerebral (os AVCs ou derrames cerebrais, como são também conhecidos). Se ocorrem nos vasos sanguíneos que nutrem os intestinos, se instalará a trombose mesentérica (que é gravíssima). Vale a pena sempre lembrar que, se conhecemos a gravidade de todas essas condições, sabemos, também, que podem ser, eventualmente, evitadas pelo tratamento dos distúrbios do sono.

Qual a relação existente entre os radicais livres, a aterosclerose e as doenças cardiovasculares? Explique melhor, então, o que é e como se forma a placa de aterosclerose?

No mecanismo de formação da aterosclerose, os radicais livres aumentados produzem microlesões na parede interna dos vasos sanguíneos, favorecendo a aderência, nesta parede, de pequenas moléculas de gordura que normalmente circulam pela corrente sanguínea. Estas são as principais características dessa patologia: o acúmulo de gordura e a aterosclerose.

A partir daí, acontece uma cascata de eventos. Plaquetas se aderem à gordura, compostos de coagulação se agregam a isso tudo e formam uma rede, uma verdadeira teia onde vai se aderindo tudo o que passa pela corrente sanguínea (mais plaquetas, mais gordura, glóbulos vermelhos, glóbulos brancos, moléculas de proteína...). O principal fator a provocar o acidente vascular cerebral e as doenças cardíacas é a aterosclerose, produto deste processo. O que é visto nesta situação se compara, de uma maneira simplista, ao que acontece com a gordura que se vai acumulando no encanamento da cozinha. Quando vamos desentupi-la, encontramos de tudo aderido à parede interna do encanamento: pedaços de esponja, restos de alimentos e o que a imaginação permitir. Com o tempo, esse cano entope e acontece o derrame, ou melhor, o transbordamento. Quando esses eventos ocorrem de maneira rápida, aguda, pode ocorrer a chamada morte súbita, que é assim chamada por acontecer praticamente sem sintomas prévios.

O colesterol tem alguma coisa a ver com isso?

O colesterol é um tipo de lipídio que não circula, de modo usual, de uma forma livre e solta pela corrente sanguínea. Ele é transportado por outras substâncias, formadas, basicamente, por proteínas: o LDL e o HDL são algumas dessas moléculas. O LDL tornou-se conhecido como o "colesterol ruim", aquele que leva a gordura até as paredes das artérias (o endotélio). Já o HDL popularizou-se como o "colesterol bom", aquele que recolhe, limpa a gordura das artérias.

O processo inicial de formação dessa placa de gordura na artéria não é, ao contrário do que muita gente imagina, a gordura em excesso. O HDL impede a oxidação do colesterol e minimiza a formação da placa, pois combate os radicais livres por possuir em sua estrutura molecular um antioxidante natural das gorduras. Já o LDL, apenas transporta o colesterol, que pode, assim, ser oxidado. Deste modo, não é o colesterol que deflagra a cadeia de eventos que culminará com a lesão das coronárias e de outras artérias. O colesterol não é o grande vilão da história, mas sim os radicais livres.

Tudo começa com a lesão do endotélio pelos radicais livres. Para que se forme uma placa ou um agregado de gordura, necessariamente deve haver uma lesão no endotélio, mesmo que mínima, oculta e imperceptível. É este processo que permite que a gordura se deposite na superfície interna da parede dos vasos sanguíneos. A maioria das doenças cardiovasculares começa dessa forma, e os radicais livres produzidos pela modificação do metabolismo, causada pelos roncos e apneia, representam, como pudemos ver, o estopim, o início dessa sequência de acontecimentos que, a longo prazo, produzem graves lesões nas células do corpo.

CASO CLÍNICO

Eu não estou sozinho!

Olga é uma mulher de 70 anos de idade que passou a morar com Marisa, sua filha, após o falecimento do marido, 5 anos mais novo que ela. Ela nos é encaminhada pela filha, que chega junto à consulta.

A própria Olga nos relata que ela ronca muito alto e incomoda sua filha e seus dois netos adolescentes, apesar de estar dormindo em um quarto separado da casa. Olga diz que começou a roncar depois dos 50 anos e acha isso muito desagradável, não gostando de dormir fora, na casa de seus outros filhos e netos, pois seu ronco é sempre motivo de brincadeiras que a deixam encabulada, além de assustar as pessoas que não estão acostumadas com ele. Ela não viaja e está nestes últimos anos bastante deprimida, sem ânimo para fazer nada. Dorme pouco, acorda muito cedo e, durante seu breve sono, sofre de paradas respiratórias obstrutivas. Ficou impressionada quando lhe dissemos que roncos e apneias devem ser encarados como doenças e, assim, devem ser tratados. Quando pergunto por que ela chora, me informa que seu marido tinha o mesmo problema.

13
Hormônios e Metabolismo

"Naquele momento andava pelos trinta anos mal vividos, pois... havia começado a envelhecer antes do tempo..."

Gabriel Garcia Márquez

■ REPERCUSSÕES METABÓLICAS PRODUZIDAS PELOS RONCOS E PELA APNEIA DO SONO

Os radicais livres produzidos durante os episódios de roncos e apneia são capazes de lesar quase todas as células do nosso corpo. Interferem, por exemplo, na função de dois hormônios: a insulina e a leptina. Esta interferência também ocorre no endotélio e favorece algumas doenças comuns e conhecidas de todos nós, como o diabetes. O mais importante é que, entendendo alguns dos mecanismos pelos quais podem ser produzidas estas alterações metabólicas, poderemos tentar prevenir muitas doenças consideradas, hoje em dia, como problemas naturais relacionados com o processo de envelhecer.

Então é isso que os tão falados radicais livres são capazes de fazer? É esse estrago que eles provocam?

Para que possamos compreender bem as alterações metabólicas que os radicais livres produzem sobre alguns hormônios, convém, neste momento:

1. Apresentar o que é um hormônio.
2. Compreender como um hormônio exerce sua ação nas células.
3. Saber como os radicais livres interferem no funcionamento normal dos hormônios.

PARA CONHECER MELHOR!

Os hormônios

1. O que são e para que servem?

Basicamente, um hormônio é uma substância que determinará a realização de alguma função num organismo vivo. O hormônio exerce sua ação esperada em local diferente de onde foi fabricado. O local onde o hormônio é produzido é chamado de glândula e ele exerce sua ação sobre uma célula específica: um hormônio $\Rightarrow$ uma célula $\Rightarrow$ uma função.

Alguns exemplos: a insulina, produzida no pâncreas, exerce sua função de controle dos teores de glicose em praticamente todas as células do corpo. Um outro exemplo é o hormônio tireoidiano, produzido pela glândula tireoide, que exerce sua ação à distância, também, sobre o metabolismo de quase todas as células do corpo.

Quando os hormônios, levados de seus locais de produção pela corrente sanguínea, chegam às células, terão, necessariamente, que interagir com essas células para que possam produzir seus efeitos. Normalmente essa interação "hormônio-célula" é mediada pelos receptores, moléculas que fazem parte das membranas das células. Após esses receptores se ligarem aos hormônios levados pela corrente sanguínea, as duas moléculas, o hormônio e seu receptor de membrana, mergulham, juntos, para o interior da célula, para lá dentro produzirem seus efeitos sobre o metabolismo.

2. Como os radicais livres modificam o "meio ambiente celular"?

Os radicais livres provocam modificações no "meio ambiente celular". Em situações onde há maior formação de radicais livres, muitos hormônios, entre eles a insulina e a leptina, não conseguem estimular seus receptores celulares como de costume. Este fenômeno é conhecido como resistência insulínica e resistência leptínica, respectivamente. Como exemplo, iremos esquematizar como atua a insulina, um hormônio fundamental para que se processe o metabolismo da glicose.

Na resistência insulínica, os teores de insulina aumentam numa tentativa desesperada até as glândulas do pâncreas manterem os níveis sanguíneos de glicose normais. Esse processo tem um limite, causa uma exaustão na produção de insulina, até porque suas células secretoras do pâncreas, muito sensíveis ao aumento dos radicais livres, acabam sendo destruídas por estes agentes tóxicos. Temos aí, com a lesão do pâncreas, o diabetes, que pode levar anos para se instalar.

Com a instalação do diabetes, a taxa de açúcar na circulação sanguínea cresce, sendo as células do endotélio as primeiras a serem lesionadas, principalmente as do endotélio dos capilares sanguíneos, distribuídos entre quase todas as células do corpo. Assim, esse excesso de açúcar prejudicará o crescimento, a manutenção e a vitalidade de todas as células do corpo humano. O alto teor de açúcar interfere no metabolismo das células, processo também relacionado com a maior formação de radicais livres, fechando um círculo vicioso, onde mais células serão lesionadas, acelerando o envelhecimento e a lesão nos órgãos.

Mas não há tipos diferentes de diabetes?

O modelo de diabetes que se encaixa com as lesões produzidas pelos radicais livres é o diabetes tipo II, uma forma da doença que vai surgindo aos poucos. Há um outro tipo de diabetes, o tipo I, uma forma mais precoce da doença que acomete pessoas jovens, inclusive crianças, e que ocorre por uma infecção viral ou por um ataque imunológico do pâncreas. No diabetes tipo I, há uma destruição definitiva, e de maneira rápida e aguda das células que produzem insulina.

Já o diabetes tipo II dos adultos é considerado "hereditário", por acometer a descendência de quem a apresenta. Este tipo de diabetes não é agudo, ou seja, vai surgindo aos poucos. No início, quando o diagnóstico é feito, se consegue obter, sem muitas dificuldades, o controle dos níveis sanguíneos da glicose apenas com a dieta. Alguns anos depois, porém, quando a dieta já não é suficiente, o nível normal de glicose no sangue pode apenas ser mantido com o uso de "estimulantes para as células do pâncreas", são comprimidos chamados de hipoglicemiantes orais. Contudo, anos mais tarde (às vezes 20 ou 30 anos depois), o pâncreas se exaure definitivamente e, então, as injeções diárias de insulina passam a ser vitais para o paciente.

Hereditário para o diabetes está entre aspas. Pelo que sabemos, o diabetes não é mesmo hereditário, genético, não passa de pais para filhos?

A partir dos conceitos apresentados neste livro, ou seja, que doenças metabólicas podem ser provocadas por distúrbios respiratórios do sono, verificamos que muitas condições estabelecidas, historicamente, como hereditárias são, na verdade, condições passadas de pai para filho não por genes, mas por situações da vida. O diabetes, assim, é uma das doenças que deve ter esse caráter de hereditariedade ressignificado. Haverá oportunidade de revermos essa questão num capítulo mais à frente, que colocará em questão a associação do conceito de hereditariedade dado exclusivamente aos genes, leitura esta que não considera, curiosamente, comportamentos que são passados de pais para filhos, isso sim, como verdadeiras heranças.

- **RADICAIS LIVRES INIBINDO A AÇÃO DE UM HORMÔNIO RECÉM-DESCOBERTO, CAPAZ DE DIMINUIR O APETITE E ESTIMULAR A RESPIRAÇÃO: A LEPTINA**

A partir do exemplo apresentado da insulina, pode-se compreender melhor o conceito de hormônio. Esse entendimento ajudará na compreensão de uma outra ação, também desencadeada pelos radicais livres, que é produzida pelas alterações metabólicas produzidas pelos roncos e apneias. Os radicais livres são capazes de interferir com a ação de um outro hormônio (esse nem tão conhecido) que, como a insulina, também é responsável pelo metabolismo energético: a leptina.

O que é a leptina?

A leptina é um hormônio descoberto muito recentemente, em 1996. Este hormônio é produzido pelas células de gordura do organismo. Sua importância se deve ao papel central que ela exerce sobre o controle do metabolismo energético, que mantém, entre outras coisas, estável o nosso peso corporal.

A leptina, se tem como função manter o nosso peso, estaria relacionada com a modulação do apetite?

O principal efeito conhecido da leptina é diminuir o apetite. Por isso, por ocasião de sua descoberta, houve uma enorme expectativa quanto aos seus efeitos no controle dos distúrbios alimentares, principalmente os que levam à obesidade. Como a secreção deste hormônio é realizada pelas próprias células de gordura de nosso corpo, que assim funcionam como glândulas, há um manancial inesgotável e autorrenovável de leptina. Assim, quando aumentamos de peso, a maior quantidade de leptina secretada pela gordura inibe o apetite e diminui nossa ingestão de calorias, fazendo com que haja uma tendência ao retorno do peso ideal. Este dispositivo de autorregulação é o principal mecanismo biológico de que o organismo humano lança mão para conseguir manter, em níveis ideais ao longo de toda a vida, nosso índice de massa corporal (IMC).

O uso de leptina para controlar o peso de pessoas obesas, diminuindo seu apetite, não foi, contudo, bem-sucedido em algumas pesquisas clínicas. A explicação deste paradoxo, já que estaríamos diante de um mecanismo natural de controle do peso corporal, pode ser atribuída à formação de radicais livres dentro das células. Quando mobilizamos as gorduras corporais, aumentamos as concentrações, na corrente sanguínea, de ácidos graxos provenientes da gordura e, assim, as gorduras ficam disponíveis para a formação de energia pelas células. Este é o processo que, associado à menor ingestão de calorias, diminui nosso peso corporal: queimamos mais gorduras.

Acontece que quando o organismo, no lugar da glicose, usa estes ácidos graxos das gorduras para a formação de energia, eles geram, neste processo, uma quantidade maior de radicais livres dentro da célula. Este fenômeno é importante e desejável, pois assim estes radicais livres fazem um ajuste na "sintonia fina" da ação da leptina, provocando menor afinidade da leptina a seu receptor celular, fato que impede uma alternância cíclica entre obesidade e magreza ao longo do tempo. É uma resistência fisiológica do receptor de leptina, ou seja, o corpo se ajusta ao aumento da leptina, passando a responder em maior ou menor intensidade, de acordo com esse ajuste na "sintonia fina". Este fenômeno dificulta o uso terapêutico da leptina como um moderador de apetite.

O que tudo isto tem a ver com o ronco?

Em indivíduos que roncam, o efeito da leptina na diminuição do apetite está inibido. Os roncadores são pessoas com mais fome do que o normal. Isto ocorre porque o ronco, via radicais livres, leva a uma resistência anormal dos receptores de leptina das células. Assim, a regulação fisiológica do apetite estará alterada, facilitando a obesidade.

Foi verificado, em estudos de pacientes com roncos e apneia, que os teores de leptina estão sempre elevados, mesmo quando não há aumento de peso associado. O que gera esta elevação da leptina, de modo semelhante ao que ocorre com a insulina, é uma resistência que os radicais livres promovem sobre a sua ação no receptor. O organismo detecta que deve aumentar a secreção de leptina para obter o efeito sobre a inibição de apetite. Como os receptores celulares estão inibidos pelos radicais livres, o efeito fisiológico esperado pelo aumento da leptina – a diminuição do apetite – não é verificada. Em algum momento (talvez esta seja a famosa tendência individual para se engordar) começa a aumentar, progressivamente, a deposição de gordura corporal, e o roncador engorda.

Com a alteração do metabolismo das gorduras, promovido pelo teor elevado de leptina, essas gorduras são mobilizadas e redistribuídas no organismo, tendendo a se acumular no tronco, abdome e pescoço, uma das características dos doentes com apneia do sono. Algumas pessoas apresentam, após alguns anos de evolução do quadro clínico, um aspecto típico de acúmulo de gordura conhecido como obesidade centrípeta, ou seja, acumulada no eixo central do corpo.

Há, com a leptina, uma diferença fundamental em relação ao que ocorre com a insulina: esta só é secretada pelo pâncreas e tem sua produção limitada pelo próprio tamanho deste órgão e das características funcionais de suas células. Já a leptina, ao contrário, pode ser produzida com maior abundância e indefinidamente pela gordura que se acumula no corpo. Os radicais livres, quando aumentados, não limitam a capacidade de produção de leptina pelos adipócitos (as células de gordura).

Roncos, leptina e controle neurológico da respiração

Além da inibição do apetite e da promoção do acúmulo de tecido gorduroso de modo centrípeto, para o estudo da fisiologia respiratória a ação da leptina que mais nos interessa é outra. A leptina em nosso organismo é um poderoso estímulo à respiração, por uma ação direta deste hormônio sobre o centro neurológico da respiração, localizado no sistema nervoso central. Nos pacientes com roncos este efeito é parcialmente inibido em seus receptores, em razão da presença dos radicais livres. Em outras palavras, os roncos e a apneia aumentam os radicais livres, que inibem os receptores e aumentam os teores de leptina, que deveria estimular a respiração durante o sono, mas não consegue. Isto é o que normalmente ocorre nas pessoas obesas, inclusive naquelas que não roncam, pois, evidentemente, há obesos que não roncam e não fazem apneia. Estas pessoas apenas obesas tendem a ter uma gordura mais bem distribuída pelo corpo todo, e não predominantemente localizada no tronco e no abdome, como os roncadores e apneicos.

■ PELO QUE ESTOU TENTANDO CONCLUIR, PODERIA SER O RONCO UM CAUSADOR DE OBESIDADE?

> **PARA CONHECER MELHOR!**
>
> **Roncos e obesidade**
>
> Essas alterações no metabolismo hormonal nos permitem compreender o porquê de o ronco poder ser uma causa importante de obesidade, e que não seja, necessariamente, a obesidade que provoque o ronco, como normalmente se imagina. Uma boa parte dos indivíduos que roncam é obesa. Assim, a relação entre obesidade e ronco produz estigmas em quem apresenta este distúrbio. A afirmação "ronca porque é gordo" não corresponde totalmente à realidade. Para surpresa de muitos, uma das causas de obesidade (ou apenas da taxa de gordura corporal acima do normal) pode estar nos distúrbios metabólicos desencadeados com o ronco e a apneia. Isso explica porque algumas pessoas, mesmo em dietas e comendo quase nada, continuam a engordar.
>
> Essas informações podem modificar a abordagem atual das dietas e os mais diversos tratamentos utilizados para emagrecer.

■ FECHA-SE O CICLO VICIOSO: ALTERAÇÕES ANATÔMICAS E ALTERAÇÕES METABÓLICAS PRODUZINDO A TÃO TEMIDA APNEIA

Com a instalação da apneia, podemos observar os efeitos do que se chama ciclo vicioso. Em resumo: uma causa anatômica (a obstrução respiratória) produz alterações no metabolismo normal (produção de radicais livres que, em última instância, lesionam as células). Essas alterações do metabolismo normal fecham este círculo vicioso de manutenção das causas metabólicas da apneia do sono. Por isso, se permitirmos que este processo prossiga sem intervenção, o quadro clínico tende a evoluir do ronco à apneia e da apneia ao surgimento de outras doenças.

14
Problemas Cardiovasculares Relacionados – Via Produção de Radicais Livres – com os Distúrbios do Sono

"Mesmo um sábio se engana quanto ao em que crê."

Guimarães Rosa, *Primeiras estórias*

Muito tempo e dinheiro têm sido gastos no mundo inteiro com o diagnóstico e o tratamento de inúmeras condições clínicas que, embora sejam chamadas de doenças, podem representar, na verdade, sintomas de outras condições. Muitas doenças cardiovasculares se encontram nessa situação.

Exaustivas pesquisas são feitas em várias partes do mundo à procura das causas mais essenciais que realmente desencadeiam essas doenças. No estágio atual do conhecimento médico, vamos confirmando que os roncos e distúrbios respiratórios que surgem durante o sono mantêm estreita relação de causa e efeito com diversos problemas cardiovasculares. Devemos ter em mente, contudo, que essas doenças são influenciadas por inúmeros fatores. Não podemos, de modo isolado, culpar este ou aquele fator. Assim, para o estudo de uma determinada doença, cada elemento "suspeito" deve ser adequadamente investigado.

O estabelecimento de relação entre os distúrbios respiratórios do sono e a hipertensão arterial é, sob o ponto de vista terapêutico, bastante promissor, pois esta e inúmeras outras condições cardiovasculares poderão ser, conforme vão-se confirmando os estudos desenvolvidos nesta área, prevenidas e tratadas de forma mais eficaz: a partir da raiz do problema e não por meio de paliativos dos sintomas. A condição clínica inicial que está por trás desses sintomas será considerada a verdadeira doença, e a causa primária não mais permanecerá oculta nem pelo sono, nem pelo desconhecimento. No exemplo da hipertensão arterial, a lesão básica que vinha provocando as alterações nos vasos sanguíneos, elevando de modo crônico a pressão arterial, se tornará conhecida, o que não ocorre, na atualidade, na maioria dos casos.

Todas essas novas evidências poderão levar a conclusões surpreendentes, como por exemplo, a de que os atuais tratamentos de hipertensão arterial acabam permitindo que a doença que iniciou essa elevação na pressão arterial prossiga atuando, pois não se está combatendo o mecanismo básico que desencadeia toda a sequência de eventos. Em outras palavras, a hipertensão essencial (ou idiopática) que se trata hoje pode não ser uma doença, mas um sintoma de uma doença que, pela metodologia atual de investigação clínica e laboratorial, acaba ficando sem o tratamento de sua causa básica, escravizando a pessoa ao uso das medicações conhecidas como anti-hipertensivos.

■ QUAL A NOVIDADE SOBRE O RONCO NO ESTUDO DAS DOENÇAS DO CORAÇÃO?

Numa avaliação mais precisa, falar em doenças do coração pode ser, basicamente, falar sobre doenças das artérias do coração. As artérias são formadas, como já dissemos, por células sensíveis às alterações que os distúrbios respiratórios do sono provocam no metabolismo normal (ou seja, nas ações biológicas normais que nossas células exercem), produzindo importantes consequências em seu funcionamento normal e favorecendo a aterosclerose. Os problemas que, de modo mais frequente, levam à morte por causa cardiovascular são os desencadeados pela falta de chegada de sangue ao músculo cardíaco. É o que acontece nos casos de infartos que ocorrem durante a madrugada ou pelo amanhecer, levando à morte súbita, muitas vezes, enquanto ainda se dorme.

PROBLEMAS CARDIOVASCULARES RELACIONADOS – VIA PRODUÇÃO...

> **PARA SABER MAIS!**
>
> **Doenças cardiovasculares, o nome já está dizendo, cárdio (coração) + vasculares (sistema vascular): infarto do miocárdio, cirurgias de ponte de safena e angioplastia**
>
> As cirurgias de ponte de safena e a angioplastia consistem em bons modelos para que possamos compreender a relação que há entre doença vascular e doença do coração. São procedimentos cirúrgicos que visam a ultrapassar obstruções já instaladas ao fluxo de sangue nas artérias coronárias (os vasos sanguíneos que nutrem o coração).
>
> Nas pontes de safena, a veia safena, um vaso sanguíneo retirado de seu local original, a perna do próprio paciente, é transplantada para o coração, formando uma verdadeira ponte tubular que contorna a obstrução na artéria coronária. Daí a origem de seu nome.
>
> Na angioplastia, um cateter é introduzido por uma artéria do braço ou da perna do paciente e, guiado por monitorização radiológica, chega às coronárias, onde, ao ser literalmente insuflado e desinsuflado, elimina a obstrução que ali havia.
>
> Com esses procedimentos (há indicações clínicas precisas, caso a caso, para cada um deles) é restabelecido o fluxo de sangue às células do coração (o miocárdio), que estava sob risco iminente de ser interrompido de maneira total e irreversível, que, se assim ocorresse, provocaria o infarto ao miocárdio (*mio* músculo, *cárdio* coração).

■ É POSSÍVEL QUE OS RONCOS E OS EPISÓDIOS DE APNEIA SEJAM, DE-FATO, UM DOS PRINCIPAIS FATORES QUE ORIGINA AS DOENÇAS CARDIOVASCULARES?

Quando os roncos e a apneia surgem durante o sono ocorre, como já referimos, um momento de superficialização do sono: um despertar forçado que reinicia a respiração. O reiniciar da respiração interrompe a privação de oxigênio à qual quem roncava e apresentava apneia estava submetido. Assim, o oxigênio retorna à sua concentração normal nos pulmões e, consequentemente, na corrente sanguínea. Contudo, isso tem um preço. Neste período, o metabolismo anaeróbico que se instaura favorece a formação de substâncias altamente lesivas às células de nosso organismo, os radicais livres. Essa lesão dos vasos sanguíneos pelos radicais livres é a origem, a causa geral que desencadeia as alterações mais elementares do início de diversas doenças cardiovasculares.

■ NÃO HÁ NADA EM NOSSO ORGANISMO CAPAZ DE COMBATER OS RADICAIS LIVRES?

Em situações normais, ditas fisiológicas, pequenas quantidades de radicais livres são constantemente produzidas em nosso organismo. Nessas situações fisiológicas, os efeitos lesivos desses radicais livres sobre o endotélio são inativados pela ação de diversos mecanismos antioxidantes, como são conhecidos esses mecanismos naturais. Este recurso de nosso organismo, contudo, tem um limite, um ponto de exaustão.

■ QUAIS DOENÇAS CARDIOVASCULARES PODEM SURGIR COMO CONSEQUÊNCIA DE RONCOS E APNEIAS?

A hipertensão arterial, os acidentes vasculares cerebrais (os ditos derrames), os infartos do miocárdio, as crises de angina (dor no peito) e os casos de morte súbita podem ter suas origens na incidência de roncos e apneias. O elemento comum a todas essas doenças são as lesões vasculares, que surgem pela oxidação de gorduras na parede dos vasos sanguíneos.

■ MAS DOENÇAS DO CORAÇÃO NÃO SERIAM ALTERAÇÕES NATURAIS QUE VÃO SURGINDO NO PROCESSO NORMAL DE ENVELHECIMENTO?

Envelhecimento do corpo é a manifestação visível do envelhecimento das artérias. Isso que chamamos de padecimento das artérias tem características muito similares àquelas alterações típicas encontradas em situações de maior formação de radicais livres. A ação cumulativa dos radicais livres se constitui no principal mecanismo implicado no envelhecimento dito natural.

As evidências aqui apresentadas têm sido importantes no estudo e na prevenção das doenças relacionadas com envelhecimento. Envelhecer não é dar ao corpo a possibilidade de apresentar maior número e mais diversidade de doenças. Conforme vamos elucidando os mecanismos produtores de doenças, descobrimos que podemos envelhecer com saúde.

15

Relacionando Ronco e Apneia com Doenças e Condições Humanas

"O ronco do vovô me assusta"

Felipe, 7 anos

■ ENVELHECIMENTO

Roncos e radicais livres: o que mais pode surgir daí?

O envelhecimento das populações é uma tendência natural observada em todos os países do mundo que já alcançaram um certo grau de respeito e atenção à saúde, ao bem-estar, oferecendo às suas populações uma qualidade de vida melhor. O Brasil, apesar de seus paradoxos no cuidado com a saúde pública, esboça o ingresso neste seleto time, embora saibamos que o caminho mal começou a ser percorrido.

O processo de envelhecer, contudo, traz outros problemas de saúde, muitos dos quais surgem simplesmente pelo fato de as pessoas viverem mais, e se devem a pequenas e imperceptíveis lesões que vão se acumulando nas células com o passar dos anos. Eventualmente surge uma doença habitualmente chamada de aguda e que de aguda não tem nada, apesar de seu aparecimento súbito. Uma visão mais apurada pode demonstrar ser uma doença com 10, 20, 30 e até mais anos de evolução.

Por nosso atual entendimento, chegamos à seguinte constatação: envelhecer não é, necessariamente, tornar-se doente. Envelhecer com saúde é uma possibilidade real na atualidade. Essa verdade de que envelhecimento não é sinônimo de adoecimento é possível de ser compreendida e defendida em seu aspecto mais amplo, a partir do entendimento de que doenças tidas como "coisas de velho" são pequenas lesões que se vão acumulando ao longo dos anos, podendo ser minimizadas, ou mesmo evitadas. Os radicais livres e os distúrbios respiratórios do sono, agora sabemos, estão envolvidos nesse processo. A gravidade dos distúrbios respiratórios no sono tende a aumentar com a idade, mantendo correlação com o envelhecimento das artérias e o surgimento de doenças.

Os idosos estão mais sujeitos a quedas bruscas na pressão arterial, momento no qual a irrigação sanguínea do cérebro passa a ocorrer de maneira insuficiente. As pessoas idosas apresentam placas de gordura formadas ao longo da vida, no interior de seus vasos sanguíneos, e têm as artérias cerebrais reduzidas em seu calibre, o que significa maior facilidade para a adesão de placas de gordura e maior risco de derrames. Isso se torna bastante evidente quando, ao realizarem, outrora, simples tarefas do dia a dia, como por exemplo, ficar de pé ao acordar, sofrem quedas ou lapsos de memória, em razão de uma súbita diminuição do fluxo sanguíneo cerebral. Este mecanismo é agravado pelas alterações hemodinâmicas, relacionadas com ronco e apneia, que ocorrem durante o sono.

Os idosos tendem a roncar mais pelo enfraquecimento muscular geral. À luz dos novos conhecimentos, métodos de prevenção e tratamento mais eficazes visando a diminuir os distúrbios respiratórios do sono têm contribuído para melhorar a qualidade e prolongar a vida das pessoas mais velhas.

■ DOENÇAS VASCULARES: HIPERTENSÃO ARTERIAL, INFARTO AGUDO DO MIOCÁRDIO, ANGINA *PECTORIS*, DERRAME CEREBRAL, INFARTO MESENTÉRICO

As doenças cardiovasculares são, reconhecidamente, uma das maiores causas de mortalidade no mundo inteiro. Angina *pectoris* (a dor no peito de quem tem doença do coração), hipertensão arterial sistêmica, insuficiência cardíaca e infarto agudo do miocárdio são algumas delas. A lesão nos vasos sanguíneos é comum a todas. Até aí, nada de novo.

Mesmo sendo evidente, há muito tempo, que o maior número de casos de infarto do miocárdio e morte súbita ocorre pela manhã, os médicos e pesquisadores, por muito tempo, deixaram de correlacionar esses eventos com fatores que pudessem estar ocorrendo durante a noite, no período de sono. Hoje, o ronco pode ser considerado um fator de risco isolado para as doenças cardiovasculares (do coração e dos vasos sanguíneos), independente de fatores de risco já conhecidos, como idade avançada, obesidade, sedentarismo, hábitos alimentares e tabagismo. Todos esses fatores de risco citados também favorecem ao surgimento de radicais livres no organismo. O tabagismo é, inclusive, um feroz produtor de radicais livres, presentes em grande quantidade na fumaça do cigarro aspirada pelo fumante. Recentemente, foi comprovado que o tabagismo, de forma isolada, propicia o surgimento da própria apneia do sono, agravando ainda mais esse círculo vicioso.

Pode ocorrer uma elevação da pressão arterial sistêmica simultânea aos eventos de roncos. Essa variação na pressão arterial retorna a níveis normais quando o ronco cessa. Esse aspecto de transitoriedade não tem nada de inofensivo. É um fenômeno conhecido desde a década de 1970, por meio de estudos realizados durante o sono (os exames polissonográficos), mas até recentemente não havia uma explicação adequada para esta observação. Esta elevação da pressão arterial simultânea ao ronco pode ser causada tanto por razões mecânicas quanto pelo grande aumento da concentração de radicais livres nos vasos sanguíneos durante os distúrbios respiratórios. Há mecanismos fisiológicos para minimizar este processo e a principal substância envolvida nos controles da pressão arterial em nosso organismo é o óxido nítrico.

■ ÓXIDO NÍTRICO

Como os roncos e a apneia podem levar à redução do óxido nítrico?

Pessoas com apneia do sono apresentam redução dos níveis de óxido nítrico, mesmo em uma avaliação diurna. Durante o ronco, há maior formação de diversos radicais livres, que reagem com o óxido nítrico existente, diminuindo suas concentrações nas proximidades do endotélio. Deste modo, as artérias, sem a ação dilatadora do óxido nítrico, tendem a se contrair e a formar trombos. Se já houver uma placa de gordura ou de aterosclerose no local, o fluxo de sangue poderá ser interrompido de maneira abrupta e total. Se essa interrupção do fluxo sanguíneo ocorrer em uma artéria do coração, teremos o conhecido infarto agudo do miocárdio.

A combinação entre maior trabalho do músculo cardíaco, associado aos níveis diminuídos do vasodilatador secretado pelo endotélio das artérias coronárias (o óxido nítrico), e a formação de grumos de gordura e de placas de ateroma na parede dessas mesmas artérias tende a diminuir os níveis de oxigênio necessários ao músculo do coração. Observamos, assim, como se forma um círculo vicioso, que mina as defesas naturais do organismo e, no final desses eventos, produz o infarto.

> **PARA CONHECER MELHOR!**
>
> **Óxido nítrico –**
> **Como nosso corpo nos protege contra os radicais livres**
> O óxido nítrico é uma substância produzida pelo próprio endotélio vascular. É uma molécula responsável pela dilatação das artérias e pela manutenção de seu tônus, ou seja, de sua arquitetura normal. Este efeito contrabalança os efeitos dos radicais livres. A dinâmica da dilatação desses vasos sanguíneos é um processo complexo e, em sua essência, dependente do óxido nítrico. Em pacientes com roncos, este mecanismo fisiológico está bastante prejudicado, com diminuição da disponibilidade do óxido nítrico, sendo uma alteração fundamental para entendermos porque ocorre a apneia do sono.

■ HÁBITOS ALIMENTARES

Buscando causas para doenças cardiovasculares e outras doenças

Quando relacionamos hábitos alimentares e doenças, uma das primeiras associações que fazemos é entre as gorduras (entre elas o colesterol) e as doenças cardíacas. Há fatos verdadeiros e outros nem tão verdadeiros nesta associação.

O maior efeito das lesões produzidas pelos radicais livres se observa nos vasos sanguíneos. Neste processo, ocorre, nas paredes internas das artérias, a oxidação do colesterol (de suas frações LDL). Em outras palavras, a oxidação do colesterol é a reação deste com o oxigênio, num processo que favorece a deposição de gorduras nas artérias. A tão falada aterosclerose não é mais do que um tipo de "cicatrização" inflamatória da artéria. Devemos lembrar que pode ocorrer obstrução antes mesmo da placa de aterosclerose estar organizada.

A gordura é, pelo que foi visto, não uma vilã, mas uma vítima associada a todo esse processo. Privar alguém da boa mesa, obrigando-a a se enquadrar em dietas que retiram todo o prazer envolvido numa refeição, inclusive da socialização que representa uma agradável refeição compartilhada, representa uma imposição muita das vezes desnecessária. A gordura não deve e não pode ser excluída da dieta, embora excessos, como em tudo na vida, devam ser evitados. Inúmeras substâncias benéficas ao nosso organismo são produzidas a partir do colesterol: e nosso corpo depende da dieta para obtê-lo.

O rótulo "doente do coração" é forte, e até mesmo cruel para quem recebe um veredicto desse tipo. Entender melhor como as doenças se instalam possibilita atuar com mais parcimônia sobre as dietas, inclusive para as pessoas portadoras de doenças cardíacas, melhorando seu ânimo, seu prazer e sua qualidade de vida.

Sabe-se que os esquimós e os índios do Alasca têm uma dieta muito rica em gordura animal, advinda da caça (riquíssima em colesterol) e da pesca. Foi verificado que essas populações têm, além de menor incidência de doenças cardiovasculares e aterosclerose, menos diabetes e outras doenças dos vasos sanguíneos, quando comparadas às populações das grandes cidades. As pessoas das cidades ingerem uma quantidade muito menor de gordura que os esquimós. A constatação desta realidade nos ajuda a compreender melhor a relação entre as gorduras e as doenças cardiovasculares.

Não entendi. Como a população das cidades come menos gorduras que os esquimós e tem muito mais doenças cardíacas que eles?
A ingestão de altas doses de gordura, por si só, não é o fator de risco determinante para as doenças cardíacas, como atualmente muito se apregoa. Os conhecimentos médicos atuais já admitem que um componente da gordura dos peixes, o ômega 3, composto pelo ácido eicosapentaenoico e pelo docosa-hexaenoico (EPA e DHA), seja um "fator de proteção cardiovascular".

A ingestão frequente de peixe pelos esquimós os protege de doenças. Entre outros mecanismos, este efeito se deve às propriedades antioxidantes da dieta rica em óleo de peixe, que ajuda a eliminar o excesso de radicais livres no organismo. Assim, essas populações evitam a aterosclerose e as doenças cardiovasculares, inclusive o diabetes.

■ DIABETES

O diabetes é uma doença crônica que leva a graves sequelas, a consequências debilitantes e irreversíveis. As lesões que o diabetes promove se processam, também, com o desenvolvimento de lesões nos vasos sanguíneos, favorecendo o surgimento da aterosclerose.

A ação da insulina nas células é influenciada pelos radicais livres que surgem com o ronco. Neste processo, os níveis sanguíneos de glicose se elevam. A instalação do diabetes normalmente é lenta e gradual, sendo raras as situações de insuficiência total e aguda de ação da insulina. Na maioria das vezes, por não causar sintomas imediatos, a doença não é percebida inicialmente pelas pessoas, passando anos até que os sintomas se apresentem. As células produtoras de insulina, localizadas no pâncreas, que são muito sensíveis aos radicais livres, são destruídas e têm sua capacidade de produção de insulina afetada de forma definitiva e irreversível, o que consolida o diabetes e marca o momento em que ela é clinicamente detectada.

> **OS SINTOMAS MAIS EVIDENTES DO DIABETES SÃO:**
>
> - Poliúria (quantidade de urina aumentada: provocada pela presença de glicose na urina e, com o passar dos anos, por lesão direta nos rins).
> - Polidipsia (sede excessiva: provocada em consequência da grande perda de líquidos pela urina).
> - Formigamentos nas mãos e pernas (por lesão da microcirculação que nutre os nervos periféricos responsáveis pela sensibilidade cutânea).
> - Alterações visuais (pela catarata provocada pelo excesso de açúcar circulante e, também, por lesão na microcirculação das retinas).
> - Infecções (por lesão na microcirculação e comprometimento da imunidade).

■ DOENÇAS CARDÍACAS E DO ENVELHECIMENTO *VERSUS* HORMÔNIOS FEMININOS E MENOPAUSA: ALGUMAS INFORMAÇÕES IMPORTANTES

As mulheres desenvolvem menos distúrbios respiratórios do sono do que os homens ao longo da vida. A cada dois homens acometidos pelo ronco, existe apenas uma mulher. Para a presença de apneia do sono, esta diferença é ainda mais relevante: de cada nove homens que têm apneia, há apenas uma mulher acometida. O motivo de tanta vantagem das mulheres em relação aos homens no quesito roncos tem uma explicação: os hormônios sexuais. Na menopausa, esta relação se iguala exatamente pela falta dos hormônios sexuais femininos.

Por que, na menopausa, as mulheres passam a roncar e a ter distúrbios do sono na mesma proporção que os homens?

Os hormônios sexuais femininos – os estrogênios e a progesterona produzidos pelos ovários – atuam como protetores da instalação das apneias nas mulheres.

A explicação para a ação benéfica dos hormônios femininos, que foi defendida até pouco tempo, é que esses hormônios fortaleceriam a musculatura das vias aéreas superiores, impedindo, assim, a instalação do ronco e da apneia do sono em mulheres em idade fértil, ou seja, naquelas que têm seus ovários funcionando, produzindo seus hormônios femininos. Contudo, não é isso que acontece.

Os hormônios femininos (estrogênio, progesterona), ao contrário dos masculinos (testosterona), não têm ação de potencializar a força muscular. Com relação aos distúrbios do sono, os hormônios sexuais femininos, os estrogênios, devem ser estudados em razão de seu intenso efeito antioxidante, mais de duas vezes maior do que a vitamina E, um conhecido antioxidante. Este efeito é o fator que protege as mulheres em idade fértil (e, possivelmente, as que, após a menopausa, estejam usando a terapia de reposição hormonal) de maiores lesões causadas pelos radicais livres. É este potente efeito antioxidante dos hormônios femininos que contrabalançaria o surgimento de apneia induzida pelos roncos. A menopausa, com a menor produção de hormônios femininos, interromperia este benefício, igualando os riscos entre homens e mulheres, tanto em relação aos distúrbios respiratórios do sono quanto às doenças cardiovasculares.

■ OBESIDADE

O gordo ronca por que é gordo, ou é gordo por que ronca?
A obesidade é um grande quebra-cabeças. Precisamos entender todas as peças deste grave problema de saúde da atualidade para encontrar maneiras de controlá-lo. A epidemia de obesidade nos países desenvolvidos tem origem recente, por isso fica difícil aceitar o argumento de que é causada por problemas genéticos. Um conjunto de fatores está envolvido.

Há muito tempo se aceita a informação de que a obesidade facilita o surgimento dos distúrbios respiratórios do sono, mas não se pensava no inverso: que os roncos possam facilitar o ganho de peso. Acontece que isso é uma possibilidade real. Ganhar peso pode ser uma consequência das alterações do metabolismo causadas pelo ronco, e não o inverso.

> Alguns gordos não roncam porque são gordos,
> eles são gordos porque roncam!

Uma constatação curiosa quanto à relação entre roncos e obesidade é a famosa "barriga de cerveja". Nunca houve uma explicação definitiva para esta associação. A cerveja não tem muito mais calorias do que a Coca-Cola, por exemplo, mas não se ouve falar em "barriga de refrigerante".

Quem bebe cerveja acaba depois de algum tempo tendo sono, dormindo e, pelo efeito relaxante do álcool sobre a musculatura da garganta, roncando mais. Isso pode explicar este padrão de obesidade característico dos bebedores de cerveja: quase um estereótipo.

É fato que algumas coisas acontecem no gordo que facilitam o ronco. O maior volume da barriga pressiona o diafragma quando ele se deita. O diafragma, por sua vez, pressiona os pulmões para cima, o que dificulta a respiração. Mas esse é um mecanismo do indivíduo já obeso, quase o final de linha. O ideal é que se tente reverter o problema antes que ele chegue a este ponto. Com as pessoas entendendo que sua gordura em excesso pode ser causada por algum distúrbio do sono, elas têm maior oportunidade de se beneficiar do tratamento, e mesmo das dietas.

Por que há gordos que, ao emagrecer, melhoram da apneia?

Exercícios físicos e uma dieta saudável podem ajudar ao retorno do metabolismo normal, produzindo uma quebra do ciclo vicioso entre roncos e maior formação de radicais livres. Assim, o gordo que retorna aos níveis recomendados de peso tende a diminuir o ronco e a apneia do sono. Mas, na prática, há grande dificuldade dessas pessoas emagrecerem em razão das alterações de seu metabolismo. São, eventualmente, aquelas pessoas que, mesmo comendo sem exageros, não conseguem emagrecer. Mas é bom lembrar que a inibição do apetite promovida naturalmente pela leptina (Capítulo 13) está prejudicada nestes pacientes, dificultando a adesão a uma dieta adequada.

A leptina aumentada mobiliza, retira as gorduras de seus depósitos no corpo. Quando essa gordura não é utilizada para produzir energia, ela é redistribuída, produzindo alguns padrões de obesidade. Isso ocorre sem que haja interferência essencial de mudanças na ingestão de alimentos. Na incidência de ronco, ocorre mais uma redistribuição da gordura existente do que um acúmulo primário da gordura que vai chegando com a alimentação, embora, com o tempo, se o problema metabólico não for corrigido, também a gordura da alimentação acabará sendo acumulada e, como no processo anterior, será depositada no corpo de maneira central.

O tipo de obesidade associado aos distúrbios respiratórios do sono é uma obesidade centrípeta, ou seja, a gordura que se acumula nas partes centrais do corpo: pescoço, tórax e tronco (incluindo as costas). A alteração nos receptores de leptina está envolvida nesse processo de distribuição característica de gorduras.

O ENCONTRO DAS ÁGUAS

Um denominador comum para estas três doenças:
Doenças cardíacas, diabetes, obesidade?

Quem apresenta paradas respiratórias ao dormir, com roncos e apneias frequentes, tem maior probabilidade de se tornar hipertenso e de ter outras doenças cardiovasculares e em outros órgãos. Nessas pessoas, há décadas tem-se verificado que também está aumentada a incidência de diabetes e obesidade: esses números são muito constantes e perenes para se achar que isso seja apenas uma coincidência. Os radicais livres são um denominador comum a essas três condições clínicas.

Este padrão de gordura acumulada, que não preenche, necessariamente, o conceito de obesidade definido pelas tabelas de peso e altura, é o que observamos como característica em pacientes com diabetes e hipertensão arterial sistêmica. E isso, evidentemente, não parece ser uma simples coincidência.

■ DISTÚRBIOS DO SONO E MORTE SÚBITA

Por que o maior número de mortes súbitas ocorre justamente pela manhã?

Da mesma forma que os problemas vasculares cerebrais, o infarto agudo do miocárdio e a morte súbita de origem cardíaca são mais frequentes em pacientes com apneia do sono. Esses eventos fatais, tanto os derrames cerebrais quanto o infarto agudo do miocárdio, ocorrem, estatisticamente, com mais frequência nas primeiras horas da manhã. É nessas horas que, normalmente, surgem alterações no ritmo de batimento do coração, produzindo arritmias cardíacas, o infarto do miocárdio e as isquemias cerebrais.

O ato de acordar exige um complexo rearranjo da bioquímica de nosso organismo, para que passemos do sono para a vigília. Nesse processo, ocorre uma sobrecarga no esforço do coração, que necessita trabalhar mais. Por esse motivo, as pessoas acometidas por distúrbios respiratórios do sono apresentam riscos cardiovasculares não só enquanto estão dormindo mas, e principalmente, nos momentos que representam o ato de acordar.

> **CASO CLÍNICO**
>
> **Eu não estou sozinho!**
>
> Ricardo é um homem com 62 anos que, após o diagnóstico de apneia do sono, iniciou o tratamento com o CPAP nasal, modalidade terapêutica em que se insufla ar nas vias respiratórias, para evitar que elas se colem. Quando retornou à consulta para o controle do tratamento, ele relatou um efeito interessante. Durante os primeiros dias em uso do CPAP nasal, Ricardo experimentava, à noite, uma sensação de ereção em seu pênis. A explicação para esse fenômeno é o aumento das concentrações vasculares de óxido nítrico obtido com o tratamento, causando maior dilatação dos vasos sanguíneos do pênis, exatamente a função que uma medicação mais conhecida pelo seu nome comercial, o Viagra, transitoriamente realiza.

16

Desfazendo Antigos Equívocos acerca das Doenças

"Quem nunca teve um pai que ronca não sabe o que é ter pai".

Vinícius de Moraes

■ SOBRE O DETERMINISMO GENÉTICO

As doenças cardíacas são ou não determinadas por nossos genes? O que o Projeto Genoma Humano tem revelado?

Há muito tempo já se percebeu haver uma tendência familiar para o desenvolvimento de hipertensão arterial sistêmica e de doenças cardiovasculares. Também fatores hereditários parecem favorecer o surgimento do ronco e da apneia obstrutiva do sono.

Em algumas famílias, o ronco está presente ao longo de diversas gerações. Esta tendência familiar se deve a uma combinação de fatores facilitadores dos distúrbios respiratórios do sono, alguns possivelmente transmitidos por hereditariedade, como uma similaridade anatômica na região da garganta, que poderia ser responsabilizada por um maior grau de enfraquecimento muscular verificado ao longo do envelhecimento.

A genética está nos ajudando a reformular a maneira como pensamos as doenças. Contudo, devemos interpretar, e não acatar como verdades absolutas o que se divulga a propósito do projeto genoma. O que se tem dito hoje sobre o determinismo genético acerca do surgimento de doenças não é uma verdade absoluta. As afirmações da existência de um vínculo quase infalível entre genes e doenças em muito se assemelham (embora de uma maneira que foi sofisticada pelo desenvolvimento das ciências nas últimas décadas) às formas de racismo que culminaram com as atividades de segregação observadas no século XX. Explicando melhor: quem tem um gene estatisticamente associado ao surgimento de uma doença cardíaca ou a um tipo de câncer poderia ser preterido a um emprego por ter a possibilidade de apresentar tal doença. O mais grave é que os genes, por si só, na maior parte das vezes não produzem doença alguma.

Os genes guardam a possibilidade de, se e quando ativados, produzir as proteínas que formam nosso corpo e mantêm nosso metabolismo. Os cerca de 100 mil genes de nosso código genético guardam a possibilidade de originar 50 bilhões de tipos diferentes de proteínas! Esse estudo é chamado de Projeto Proteloma Humano, evidentemente, muito mais complexo que o Projeto Genoma Humano. Alguns genes, de fato, codificam proteínas que produzem doenças; contudo, para certas doenças os respectivos genes poderão ou não ser ativados. Nunca devemos esquecer que sempre há a possibilidade de um gene não ser ativado.

Um exemplo curioso, mas muito esclarecedor sobre como acontece a ativação de um gene, foi uma experiência realizada na década de 1970 por um cientista francês.

> **PARA COMPREENDER MELHOR!**
>
> **"A Casa e a Necessidade", de Jacques Monod –**
> **Uma experiência curiosa com o código genético**
>
> Após serem identificados os genes responsáveis pela formação dos olhos em dois seres vivos, num coelho e numa mosca, Jacques Monod, prêmio Nobel de Medicina em 1964, como num quebra-cabeças, trocou esses genes entre o feto do coelho e a larva da mosca, permitindo, depois, que ambos se desenvolvessem: a mosca no laboratório e o feto de coelho no útero de uma coelha.
>
> Ao contrário do que muitos cientistas ancorados no determinismo genético aguardavam, nasceu um coelho com olhos de coelho e uma mosca com olhos de mosca, e não o contrário, embora o coelhinho que nasceu fosse portador de genes de olho de mosca, e a mosca portadora de genes de olho de coelho.
>
> Assim, conclui-se, de uma maneira bem original, que o que os genes conduzem são, basicamente, informações. Se essas informações serão ou não transcritas (ou seja, utilizadas pelas células para produzir, por exemplo, uma proteína), isso depende da interação de uma série de outros fatores, genéticos e não genéticos.

A ativação dos genes pode se dar por diversos fatores, intrínsecos, ou mesmo extrínsecos ao nosso corpo. Os genes não agem sozinhos, e sozinhos podem ser responsabilizados apenas por algumas doenças. Uma série de eventos participa e interage nesse processo, todos podendo interferir com o processamento das informações contidas nos respectivos genes.

Além da hereditariedade, há, para a hipertensão e outras doenças, diversos outros fatores potencialmente precipitadores. Essas situações, chamadas de fatores de risco, são, inclusive, extremamente bem difundidos na mídia e bastante conhecidos por toda a população: por exemplo, a alimentação rica em gorduras trans, o tabagismo, a obesidade, o sedentarismo. Os roncos e a apneia do sono descritos agora representam um novo fator de risco.

■ SOBRE O DETERMINISMO ALIMENTAR DO POLITICAMENTE CORRETO: O CONCEITO DE "PSEUDO-HEREDITARIEDADE"

A História nos demonstra que a Medicina é uma ciência de verdades temporárias. Os lipídios na dieta já estão sendo parcialmente reabilitados de sua condição de maiores vilões causadores de doenças cardiovasculares.

O meio ambiente e nossos hábitos de vida também influenciam no surgimento e no desenvolvimento de doenças. Para fatores causais de doenças cardiovasculares, coexistem com os fatores ambientais as interferências provocadas pelos distúrbios respiratórios do sono. O fato de algumas famílias roncarem há gerações não significa que isso seja uma característica familiar sem maiores consequências. Isto pode se tratar de uma "pseudo-hereditariedade", são os hábitos, e não os genes, que são repassados aos filhos.

Estamos prestes a poder reabilitar, parcialmente, perante a opinião pública alguns dos nomes incriminados há gerações como causadores de doenças cardíacas. A genética, a obesidade, as gorduras, incluindo o colesterol, o sal de cozinha não devem ser vistos pela maneira radical como, há décadas, têm sido tratados. Sob a luz dos novos estudos, respostas sobre o mecanismo pelo qual os distúrbios do sono produzem seus efeitos – por intermédio dos agentes oxidantes de produção de radicais livres – podem transformar o modo como entendemos e lidamos com as doenças cardíacas.

17
Fatores de Risco e Fatores Agravantes da Apneia do Sono

"Nunca vá dormir. Muita gente morre dormindo."

Mark Twain

A apneia do sono deve, com base nos conhecimentos médicos atuais, ser incluída entre os mais importantes fatores que causam as doenças cardiovasculares, embora ainda seja uma associação clínica muito pouco conhecida pela população, e mesmo pelos médicos. Em um futuro próximo, os distúrbios respiratórios do sono serão tratados com a mesma atenção que outros fatores de risco cardiovascular atualmente considerados; por exemplo, como ocorre na cardiologia com o controle do tabagismo.

O ideal é que todas estas condições sejam controladas de modo simultâneo. Tomando como exemplo o tabagismo, um hábito que favorece tanto a apneia quanto os problemas cardiovasculares, por ser uma fonte externa de radicais livres para o nosso organismo, deve ser cogitada a moderação em seu consumo ou, de preferência, sua interrupção, pois não há níveis absolutamente seguros para o consumo de tabaco. Para a apneia, isoladamente, podemos citar como fatores agravantes duas situações: a obstrução nasal e a obesidade.

▪ OBSTRUÇÃO NASAL E APNEIA DO SONO

Os riscos de uma obstrução nasal tendem a ser subestimados, mesmo por quem é por ela acometido. Por estar localizado na porta de entrada das vias respiratórias, o nariz apresenta múltiplas funções. É responsável não só por conduzir o ar, mas também por seu aquecimento, umidificação e limpeza. A obstrução nasal, por qualquer causa, é um fator de risco importantíssimo para o surgimento da apneia do sono, sendo também agravante na doença já instalada.

Como a respiração é uma necessidade imperiosa e inadiável do organismo para a manutenção da vida, a natureza deu ao ser humano uma segunda opção respiratória, a boca, para que, mesmo não sendo esta a passagem adequada do ar, não se permita nem mesmo uma momentânea impossibilidade de entrada de ar para o pulmão. Desta forma, se alguém apresenta, por algum motivo, o nariz obstruído, pode rapidamente abrir a boca e aspirar o ar por uma via alternativa.

Apesar de a respiração pela boca não ser normal, quando estamos acordados isso não interfere muito em nossa respiração. O problema é quando dormimos. O ato reflexo de abrir a boca para se respirar dormindo produz um intenso relaxamento da musculatura acessória das vias aéreas.

O cérebro não provoca o relaxamento, de modo isolado, dos músculos que abrem e fecham a boca; também os músculos da língua são afetados. Este relaxamento muscular, associado à maior angulação da corrente de ar que passa pela garganta quando o indivíduo está deitado, favorece uma obstrução na região atrás da língua, limitando o fluxo aéreo e, assim, causando o ronco (Fig. 8-1A).

Porém, a relação entre os distúrbios respiratórios no sono e o entupimento do nariz nunca foi muito bem esclarecida. Embora seja muito frequente a observação de que alguém passe a roncar quando está resfriado (com o nariz obstruído) e melhore do ronco após este período, sempre houve dificuldade em provar, por estudos científicos, esta associação. Isto porque os pacientes com apneia do sono com obstrução nasal não melhoravam muito dos sintomas após terem seus narizes tratados. O ronco dos pacientes jovens com obstrução nasal, entretanto, costuma cessar com o restabelecimento da respiração pelo nariz. Esse aparente paradoxo pode ser compreendido da seguinte forma:

A obstrução nasal altera a respiração durante o sono, levando a variações de oxigenação com a formação aumentada de radicais livres. Ao longo dos anos, este repetido estresse oxidativo noturno causa os distúrbios metabólicos que culminam na apneia do sono. Assim, o tratamento da obstrução nasal e eliminação do ronco nas pessoas jovens podem prevenir o surgimento da apneia. Esta é uma nova informação para todos os médicos que cuidam de problemas nasais. A rinite alérgica, por exemplo, um problema tão frequente na população, quando tratada de modo eficiente melhora não só os sintomas nasais, como também previne as alterações metabólicas.

■ TABAGISMO E APNEIA DO SONO

O ato de fumar é considerado um fator de risco não só para as doenças cardiovasculares, mas também para a apneia do sono, independente de outras variáveis.

Um dos motivos que fazem quem fuma ter maior risco de apresentar apneias são os componentes da fumaça do cigarro, que irritam a parede das vias respiratórias e produzem edema em suas mucosas. Com a mucosa inchada e pelo aumento de secreção no local – o catarro crônico do fumante –, as paredes da garganta ficam mais susceptíveis de se fecharem. A irritação e a inflamação causadas pela fumaça do cigarro nas mucosas respiratórias se devem, em grande parte, à ação de substâncias presentes na fumaça do cigarro que agem como radicais livres. Além dos efeitos locais dessas substâncias, são também absorvidas no pulmão e distribuídas por todo o organismo.

Além disso, a fumaça tragada do cigarro, ao agredir as vias respiratórias, favorece o surgimento de diversos tipos de câncer, como o de pulmão e o da laringe, pelos efeitos nocivos de sua agressão sobre as células. Da mesma forma, os radicais livres da fumaça do cigarro são absorvidos no sangue e atacam todo o sistema cardiovascular. Isto explica porque se tornam mais frequentes a aterosclerose, a trombose das artérias coronárias, o infarto agudo do miocárdio e a morte súbita nos indivíduos que fumam.

A fumaça do cigarro acaba provocando alterações metabólicas que propiciam o aparecimento da apneia do sono. Esta absorção de radicais livres é o principal motivo que leva os estudos epidemiológicos a demonstrarem uma associação entre tabagismo e apneia do sono. A combinação do tabagismo com os distúrbios respiratórios do sono é altamente prejudicial ao organismo e há riscos de as doenças cardiovasculares se potencializarem. Portanto, sob o prisma dos distúrbios respiratórios do sono e, infelizmente, para quem gosta de fumar, temos que repetir este adágio nada original da medicina moderna: fumar faz mal à saúde.

■ OBESIDADE E APNEIA DO SONO

A relação entre obesidade e apneia se processa em dois níveis: o anatômico e o metabólico. Antigamente, pensava-se que o principal problema nos obesos com apneia do sono era, exclusivamente, provocado por questões anatômicas: o excesso de gordura no pescoço destes pacientes, que provocava uma obstrução extrínseca, ou seja, de fora para dentro nas vias respiratórias. Nos obesos, a gordura que se vai acumulando no pescoço é realmente um problema relevante. Contudo, o problema corporal mais importante que favorece a obstrução tem sua origem no excesso de barriga (que é a gordura acumulada entre as vísceras). Uma barriga proeminente dificulta o trabalho de inflar os pulmões que o diafragma, único músculo respiratório que funciona enquanto dormimos em sono profundo, exerce. Os obesos são muito prejudicados durante estas fases de sono profundo, pois a única maneira de o diafragma fazer a pessoa respirar é empurrando o abdome, explicando-se, assim, a maior dificuldade respiratória em quem está acima do peso normal.

Essas causas mecânicas de fato ocorrem, mas não é só isso. A gênese das causas metabólicas da obesidade só foi possível de ser teorizada com um pouco mais de clareza a partir de 1996, ano em que a leptina foi descoberta. Como vimos no Capítulo 13, a leptina, por estimular diretamente o centro respiratório, deveria melhorar a respiração dificultada pela obesidade. Contudo, esse efeito de autoajuste biológico pode estar sendo inibido pelos radicais livres.

Assim sendo, para quem ronca, perder peso deve ser uma meta bem estabelecida. Um indivíduo muito obeso tem maior dificuldade em respirar adequadamente pelos fatores mecânicos acima descritos, uma condição chamada de hipoventilação pulmonar, que pode estar associada à apneia do sono. Nessas pessoas que apresentam, simultaneamente, apneia e obesidade, a queda na oxigenação do organismo costuma ser maior, potencializando a formação dos perigosos radicais livres, em outras palavras, engordar é um sinal de que a apneia está piorando.

A obesidade, além de um fator agravante da apneia do sono, pode ser encarada como um índice do descontrole metabólico desencadeado pela doença. Em outras palavras, engordar é um sinal de que a apneia está piorando. É por isso que, muitas vezes, são os gordinhos que mais se entusiasmam com os resultados do tratamento, pois além de melhorarem a qualidade do sono, começam a perder peso.

CASO CLÍNICO

Eu não estou sozinho!

Maurício tem 48 anos de idade e está se separando da sua esposa. Ele não saiu de casa ainda e continua dormindo na sala, sua rotina há dois anos, pois seu ronco não deixa sua mulher dormir direito, acordando-a diversas vezes durante a noite. Ele não apresenta mais desejo sexual por ela, não se importando mais em dormir fora do quarto. Hipertenso, toma dois remédios para o controle da pressão arterial, além dos "calmantes" e indutores do sono. Quando há uma festa e ele bebe uma cerveja a mais, invariavelmente acorda com uma sensação de sufocamento na garganta, só conseguindo respirar depois de alguns instantes sentado na cama. Ele tomou a iniciativa de se tratar depois de perceber que esta situação do ronco foi um dos motivos que abalou seu casamento. Maurício somente tinha a percepção do episódio de sufocamento quando ingeria bebida alcoólica antes de dormir, visto que o álcool piora mesmo a apneia, relaxando ainda mais a musculatura da garganta durante o sono.

18

Consequências Sociais da Apneia do Sono

"Sabe que a principal causa de divórcio no Brasil é a mulher raspar as pernas com o aparelho de barba do marido e depois não limpar? Em segundo lugar vem o adultério e em terceiro o ronco."

Luis Fernando Veríssimo, Coexistência

A medicina atual está mais voltada à assistência curativa do que à intervenção nas causas das doenças. Estas, uma vez conhecidas, permitem que se trabalhe a prevenção. E a prevenção é sempre muito mais barata e inteligente. A abordagem do ronco como um problema de saúde a ser diagnosticado e tratado em sua origem nasce dessa perspectiva.

■ ESTATÍSTICAS: DIMENSIONANDO A QUESTÃO

Estimativas realizadas na década de 1970 demonstram que cerca de 40% dos homens e 30% das mulheres são roncadores ocasionais, ou mesmo habituais. Após os 60 anos de idade, estes valores sobem para 60% nos homens e 40% nas mulheres. Esta alta frequência na população pode explicar porque o ronco é considerado um evento socialmente aceito, até mesmo algo normal, quase como uma característica individual das pessoas, e, até mesmo um traço de família.

Aproximadamente 2% das mulheres e 4% dos homens entre 30 e 60 anos de idade apresentam o quadro mais grave da apneia obstrutiva do sono. Estima-se que, no Brasil, 20 milhões de pessoas roncam, sendo que, mantidas as estatísticas obtidas por pesquisas internacionais, aproximadamente seis milhões de brasileiros apresentariam sérios problemas respiratórios durante o sono. Estima-se, também, que em torno de 20 mil brasileiros morrem, por ano, em razão de complicações cardiovasculares desencadeadas pelos distúrbios respiratórios do sono. Nestas estatísticas, fundamentadas em estudos clínicos controlados, não foram computadas as mortes por outras doenças e condições relacionadas com o ronco, como as doenças vasculares cerebrais ou os acidentes provocados por sonolência ao volante. Se assim o fossem, o número de mortes relacionadas com os roncos e apneia possivelmente triplicariam. Para se ter melhor dimensão do que significam esses números, o percentual das pessoas que apresentam apneia do sono numa população é semelhante ao percentual de pessoas que têm asma brônquica.

■ REPERCUSSÃO ECONÔMICA

O distúrbio respiratório do sono representa, ainda, um ônus – pessoal e à sociedade – praticamente oculto e desconhecido, por não ser estudado. A doença interfere, sorrateiramente, na saúde das pessoas, produzindo, além das perdas sociais, um significativo impacto econômico.

As complicações médicas dessas alterações respiratórias geram um altíssimo custo para o financiamento médico público e privado, representando boa parte das despesas atuais com o tratamento de pacientes internados, inclusive naqueles sob cuidados em unidades de terapia intensiva. O controle da doença melhoraria, também, o desempenho e a produtividade dos trabalhadores afetados pelos distúrbios do sono, evitando os frequentes afastamentos do trabalho.

Num plano mais geral, a repercussão desses cuidados sobre a economia (se fossem atualmente empregados) teria um impacto muito positivo. Nesse sentido, para início de conversa, é necessária a conscientização de que os problemas que afetam o sono podem, antes de tratados, ser sistematicamente prevenidos.

Preocupar-se com o futuro da própria família não é contratar vários seguros de vida. O melhor para qualquer um é viver bem e não morrer prematuramente. Os distúrbios do sono provocam desequilíbrios consideráveis no orçamento familiar. Mesmo que haja cobertura de seguros de saúde para o tratamento de algumas das consequências dos distúrbios do sono (p. ex., infarto do miocárdio, derrames, angina, depressão), as despesas indiretas são, muitas vezes, as maiores e mais vultosas. Como exemplo, podemos citar a hipertensão arterial secundária aos roncos e apneia, que se tratada de maneira apenas sintomática, necessita de medicamentos diários e, frequentemente, com o uso de mais de uma substância.

■ TRABALHO E APNEIA DO SONO

Sonolência e outros sintomas neurológicos de pessoas com distúrbios respiratórios do sono são outros fenômenos capazes de interferir na economia familiar. A sonolência excessiva que se mantém durante o dia provoca um déficit de atenção nessas pessoas, que ficam, desta forma, mais dispersas e menos concentradas. Além disso, a falta de memória é um dos sintomas mais presentes nos doentes, afetando intensamente sua capacidade intelectual. O raciocínio pode ficar mais lento e, às vezes, até a voz dos pacientes muda, ficando mais arrastada, menos clara, evidenciando a dificuldade em falar adequadamente e concatenar as ideias.

CONSEQUÊNCIAS SOCIAIS DA APNEIA DO SONO

Os efeitos dos distúrbios respiratórios do sono sobre o cérebro, mesmo que não levem essas pessoas ao hospital, afetam o comportamento normal na vida profissional. O desempenho fica prejudicado e o trabalho não mais apresenta um rendimento adequado. Pequenas e corriqueiras situações de rotina ficam sujeitas a falhas e a erros inadmissíveis. Muitas pessoas relatam que um trabalho que consideravam agradável, interessante, algo que realizavam com prazer, se torna, com o agravamento do ronco e da apneia, de difícil execução, desagradáveis e desinteressantes. Este quadro, muitas vezes, se reverte quando o tratamento começa.

Sob o ponto de vista econômico, é muito difícil estabelecer uma estimativa precisa da grandeza do problema. Muitas empresas, de forma errônea, demitem um empregado com baixa produtividade, ao invés de tentar entender por que isso está ocorrendo. Acaba contratando outro, que pode ser mais jovem e ainda não sofrer do mesmo distúrbio do sono, mas esse ciclo pode se manter e o novo empregado vir a apresentar um problema ainda pior. Isso pode ocorrer em todos os escalões de trabalho, desde cargos de diretoria até as mais modestas ocupações.

Recentemente, a NASA – agência aeroespacial norte-americana – recomendou que se instituíssem horários de sono diurno após o almoço para os seus empregados. A NASA estuda muito o sono, pois o período que os astronautas passam no espaço é precioso. Pesquisadores da NASA descobriram que a sesta, tradição secular em algumas culturas hispânicas, aumenta em 35% a produtividade dos empregados no trabalho e em 50% a capacidade destes para tomarem decisões acertadas. Esta constatação nos demonstra a relevância econômica desta matéria, demonstrando a importância do sono, tanto na saúde, quanto no desempenho profissional das pessoas e das empresas. Agora, percebam bem: sonolência diurna e sesta não têm nada a ver uma com a outra.

Boas relações profissionais dependem das pessoas estarem se sentindo bem, satisfeitas consigo mesmas e trabalhando com dedicação. Quem aparece no trabalho sempre com uma aparência cansada impressionará mal os companheiros e causa uma imagem negativa nos seus superiores, dificultando o seu trabalho e também sua ascensão profissional. A queda de produtividade associada a sintomas da doença é um fator de impedimento na carreira. Os chefes não fazem a menor ideia de que aquele funcionário menos eficiente, que até mesmo boceja nas horas mais impróprias, apresenta uma doença oculta e desconhecida dele próprio. Doença que mascara seu brilhantismo, anula sua boa aparência e oculta suas melhores capacidades.

A lamentável retirada precoce desses profissionais do mercado de trabalho também leva a um impacto na economia, difícil de ser estimado mas, seguramente, muito significativo para os cofres públicos e privados. Essas pessoas podem, em decorrência dos problemas desencadeados pelos distúrbios respiratórios do sono, morrer no apogeu de suas vidas profissionais, exatamente na faixa etária em que, logo após terem empregado muito tempo em estudos para se qualificarem profissionalmente, começariam a colher os frutos dos investimentos de uma vida.

19

Queixas e Alterações Emocionais de Quem Ronca (e de Quem Convive com Quem Ronca)

> *"Seguindo a pequena moça ruiva pelo obscuro corredor do asilo, conseguia ouvir, pelas frestas das portas, respirações ofegantes e algum ronco."*
>
> Cleo de Oliveira, *O passeio dos sonhos*

Alguns pacientes chegam ao médico com queixas não muito bem definidas. Podem ser emocionais, psíquicas ou psicossomáticas (manifestadas por sintomas físicos como dores agudas ou crônicas, taquicardia, sudorese excessiva, queixas gastrintestinais entre outras). É um cansaço excessivo e uma sonolência exagerada, ou uma irritabilidade e uma depressão que chegam sem dar aviso e, quando uma queixa vai embora, parece que outra já quer chegar.

O destino dado até agora a essas queixas inespecíficas tem sido o que chamamos de:

1. A *medicalização excessiva* autoministrada, ou mesmo prescrita por alguns profissionais que consideram que toda queixa/doença tem uma causa orgânica e, assim, confundem tratar com dar remédios. O uso excessivo de remédios – analgésicos, antidepressivos, ansiolíticos e outras medicações – tem sua origem na prática cada vez mais difundida de automedicação, ou da "automedicação por demanda", que é o que acontece quando o paciente já chega ao médico "sabendo" de qual medicação precisa. Alguns médicos, ao não colocarem em cheque esta demanda, perpetuam esta prática; ou
2. A *psicologização excessiva* ministrada por leigos, esotéricos, ou mesmo por profissionais que têm dificuldades em "ler" as queixas subjetivas dos paci-

entes e, por isso, de associar queixa inespecífica com condição orgânica. São, muitas vezes, pacientes que já percorreram diversos consultórios médicos (não se esqueçam que as alterações promovidas pelos distúrbios do sono podem levar anos para aparecer), chegando, enfim, aos consultórios psiquiátricos e divãs de psicanalistas, para se submeterem aos mais diversos tipos de terapias cognitivas, comportamentais ou psicanalíticas.

Contudo, muitos desses pacientes com essas queixas ditas inespecíficas roncam, e a relação causal entre os roncos e o desencadeamento ou agravamento das alterações emocionais e psicológicas só recentemente foi esclarecida.

O primeiro passo científico para o estabelecimento da relação de causalidade entre roncos e alterações emocionais foram os estudos estatísticos. Descobriu-se que os roncos estavam estatisticamente relacionados não só com as chamadas "doenças do corpo" (doenças do coração, diabetes, aterosclerose), mas também com as chamadas "alterações psicológicas" (depressão, irritabilidade, fadiga crônica, ansiedades). Esta descoberta fez surgir uma pergunta:

Seria apenas uma infeliz coincidência ou, de fato, haveria uma relação de causa e efeito entre os roncos e as diversas alterações emocionais apresentadas por alguém que ronca?

Um aspecto menos explorado nas entrevistas médicas, mas de vital importância para o bem tratar de um paciente, é perguntar, tanto ao paciente quanto a seu companheiro ou companheira de cama, como vai o seu sono, a sua noite.

Toda a consulta clínica em medicina deve conter esta pergunta. Em outros capítulos deste livro, várias condições ditas somáticas que se relacionam com o ronco são esclarecidas. Neste capítulo, traçaremos alguns importantes comentários específicos sobre as alterações emocionais e psicológicas que podem ser agravadas, ou mesmo produzidas, pelos roncos. Mas, antes disso, por estarmos lidando com uma área da medicina na qual os sintomas se situam exatamente na delicada fronteira entre o orgânico e o subjetivo, deveremos começar do mesmo lugar onde o médico deverá partir: da avaliação clínica.

■ AVALIAÇÃO CLÍNICA DOS DISTÚRBIOS DO SONO

Não são raras as ocasiões em que um paciente chega ao consultório acreditando que tem "apenas uma depressãozinha", que está "passando por momentos difíceis" e precisa "tratar essa questão emocional" e, já na primeira consulta, sai pensando noutras possibilidades para todos aqueles sintomas inespecíficos que vem atravessando. Uma anamnese bem conduzida (a etapa da entrevista médica onde o paciente rememora os acontecimentos que ele e o médico consideram importantes para o esclarecimento da situação clínica em questão) permite que a hipótese diagnóstica de um distúrbio do sono seja levantada. O exame físico complementa a anamnese. Falar para o médico, durante a anamnese, tudo o que está sentindo é importante para que ele possa conduzir, adequadamente, uma investigação diagnóstica e uma conduta terapêutica. Em algumas ocasiões – e é bom que se diga que não são em todas – torna-se necessário que se realizem exames complementares mais gerais (avaliações bioquímicas e hormonais, exames de imagem), que auxiliam na análise das condições de funcionamento de sistemas específicos do nosso corpo.

Um dos fatores que mais interferem num tratamento adequado é a tendência a se distribuir as múltiplas queixas aos diversos especialistas. Assim, quando uma questão é levada ao médico, a coisa se processa mais ou menos dessa maneira: ao clínico ou ao otorrinolaringologista o paciente fala apenas sobre a falta de ar que vem sentindo; ao urologista sobre a impotência; ao psiquiatra sobre a depressão; ao psicanalista sobre o mau humor ou ansiedade; ao ortopedista ou ao reumatologista sobre as dores que vem sentindo.

A partir do momento em que o distúrbio do sono é associado a outras condições clínicas, conclui-se, sem muita dificuldade, que roncar não é normal. Esta conscientização de si já pode ser considerada o início do tratamento, da resolução do problema.

Devemos entender que a conduta diagnóstica, o caminho percorrido pelo médico e paciente juntos, deverá servir para saber sobre aquilo que está fazendo o paciente sofrer, e não apenas para informar ao paciente sobre aquilo que o médico acha que ele tem. Até porque, "o que ele tem" pode variar se "o que está fazendo ele sofrer" continuar agindo.

■ QUEIXAS INESPECÍFICAS: ALTERAÇÕES EMOCIONAIS, PSÍQUICAS E PSICOSSOMÁTICAS DE QUEM RONCA

Quando se deve suspeitar que os roncos "têm culpa no cartório" com as alterações emocionais e psíquicas?

No passado, era o médico clínico quem tratava tanto das "doenças do corpo", quanto das "doenças da alma" (como eram conhecidas desde a Antiguidade as doenças e afecções mentais). Hoje em dia, houve a hierarquização da medicina.

As doenças e o espaço (o local) em que elas ocorrem:

Em outras palavras, o médico que cuida do estômago não é o mesmo que cuida da cabeça, e não é o mesmo que cuida dos rins, e não é o mesmo que cuida da pele. Essa distância que a medicina criou entre os diversos órgãos do corpo não condiz nem com nossa anatomia. Está tudo aí, bem juntinho, confira só em qualquer Atlas de anatomia: o estômago vizinho do coração, o fígado do pulmão, o cérebro das fossas nasais. Compreender que nossos sistemas corporais estão interligados é um começo.

As doenças e o tempo em que elas ocorrem:

Um passo seguinte seria perceber que pode não ser uma simples coincidência o fato de uma pessoa apresentar, simultaneamente, diversos sinais e sintomas de doenças, subjetivos ou orgânicos, que à primeira vista não têm nada em comum entre si.

Assim, na presença de um paciente com qualquer queixa emocional ou psíquica o médico deverá, primeiro, pensar na existência de condições clínicas que possam estar contribuindo para esta queixa, dentre elas os roncos e a apneia. Especial atenção deve ser dada na hora de se investigar a presença de roncos e apneia, pois, por ocorrerem à noite durante o sono, são esquecidos, omitidos ou sequer considerados durante a entrevista, tanto por médicos quanto por pacientes.

Que tipo de alterações psíquicas e emocionais podem estar relacionadas com os roncos?

São várias as alterações emocionais e psíquicas que os roncos podem produzir ou agravar:

- Sonolência e cansaço excessivo.
- Cefaleia e queixas álgicas (dolorosas) inespecíficas.
- Irritabilidade, agressividade, ansiedade.
- Dificuldade de concentração, de memorização.
- Abulias: perda do desejo sexual e nas atividades que antes eram prazerosas.
- Inaptidão às situações que demandam adaptação.
- Impropriedade de atitudes nos diversos relacionamentos (sociais, familiares, de trabalho).
- Estados depressivos.
- Demências e doenças cerebrais degenerativas: aterosclerose cerebral (demência vascular), síndrome de Alzheimer.

■ ALTERAÇÃO DO COMPORTAMENTO

Invariavelmente, quem ronca e tem apneia já acorda cansado, às vezes de mau humor, frequentemente deprimido e com uma instabilidade emocional que faz o dia já começar pesado. Uma das características da doença é alterar o comportamento de quem está acometido e, "por contágio", de quem convive com ele. É comum quem ronca se irritar por uma razão banal ao menor sinal de contrariedade. O portador do problema, infelizmente, não tem plena consciência disso, achando que sempre tem razão em suas atitudes, muitas vezes radicais, não imaginando que há uma causa para essa sua labilidade emocional.

É possível que um casal se separe por causa dos roncos?

Vários são os relatos que ouvimos de pessoas que tratamos após estarem separadas que, se soubessem que o ronco tinha tratamento alguns anos antes, provavelmente seus casamentos teriam sido preservados. O ronco pode não ser um fator isolado de deterioração de uma relação e separação, mas a clínica nos demonstrou ser possível essa correlação.

> **Ele, Ela e o Ronco: um triângulo amoroso do barulho!**

Mesmo nos dias atuais, por desconhecimento de causa, nem sempre um casal consegue uma solução melhor do que dormir em quartos separados quando os roncos se tornam insuportáveis. E quando isso acontece, é evidente, o casamento já está por um fio.

Muita gente sofrendo as consequências deste problema nem imagina que a sua causa seja o ronco, só descobrindo isso quando, após percorrerem uma verdadeira via crucis, nos chegam ao consultório (quando chegam) já no final de suas forças.

Há diversos desacertos nas relações sociais e conjugais envolvendo as famílias acometidas pelos roncos. Nas famílias, muitas vezes, o ronco afeta o convívio entre quem ronca e quem o cerca: mulher, marido, filhos, agregados e até mesmo os vizinhos! O ruído intenso de uma pessoa que ronca pode mesmo tornar inviável alguém dormir ao seu lado. Como a intensidade do ronco tende a aumentar com o passar dos anos, uma companheira que tenha se acostumado com ele no início do relacionamento pode, depois de algum tempo, passar a não suportar mais dormir com o barulho. Mesmo familiares em outros aposentos podem se sentir incomodados pelos roncos de um quarto vizinho.

Um casamento resistir ao ronco é uma bela prova de amor? Não, não é. A falta de sono adequado de quem dorme com alguém que ronca pode tornar insustentável manter esta situação indefinidamente. Na atualidade, com a mulher que a cada dia mais, além de suas atividades de mãe, tem que ir trabalhar e, para isso, precisa acordar cedo e bem disposta, sua qualidade de sono torna-se de importância fundamental em seu desempenho profissional. É oportuno mencionar que esse trabalho da mulher pode ser indispensável ao orçamento familiar. E, por uma necessidade da mulher acordar bem, chega o momento em que ocorre a saída do quarto, com o casal passando a dormir em aposentos separados: uma preparação, um ensaio para a separação?

Quem normalmente vai dormir na sala ou em outro cômodo é o homem, até porque normalmente se sente culpado por roncar, querendo permitir à mulher um sono mais adequado. Mas pode acontecer de a companheira tomar a iniciativa de sair do quarto. A realidade é que, independente de quem passe a dormir em outro aposento, isto em nada resolve o problema, apenas mascara uma situação incômoda, criando outra ainda mais constrangedora e triste. Afinal, quantos não são os casais com poucos anos de união que, já estando nessa rotina, fazem questão de demonstrar uma falsa situação em público: que estão bem casados e cada vez mais unidos? Ambos passam a apresentar certo abatimento psicológico diante dessa situação em que não conseguem visualizar uma solução.

Estamos considerando que é o homem quem ronca. Mas quando a mulher começa a roncar, o que ocorre mais frequentemente após a menopausa, o homem se apresenta menos tolerante com o ronco dela do que ela era com ele, o que cria, rapidamente, um clima de desentendimento no casal.

> É como uma criança que, ao se sentir incomodada (com fome, por exemplo), chora por ainda não saber se expressar com palavras. O que ambos sentem é um desconforto, sem que saibam como descrevê-lo: o bebê chora, o homem com distúrbios do sono esbraveja.

CASO CLÍNICO

Eu não estou sozinho!

Joana, 30 anos, é médica. Casou-se dois anos antes com Antenor, 32 anos, também médico. Muito bonita, Joana não se cansava de expressar sua felicidade às amigas, de como a vida de casada era feliz.

Nos 6 primeiros meses que se seguiram ao casamento, suas amigas, diz ela, das coisas que mais invejavam eram suas olheiras, seus bocejos e o eterno cansaço que lhe rondava: sinal de que o casal vivia numa doce vida de lua-de-mel prolongada.

Conforme o tempo foi passando, a beleza de Joana foi cedendo lugar a uma expressão crônica de cansaço, até que suas amigas perguntaram se estava tudo bem.

Ela e Antenor se conhecem há muitos anos. Joana, que morava com os pais, ia dormir, nos finais de semana, na casa de Antenor, que desde o ano anterior morava sozinho.

Antenor roncava. Quando solteiros, o ronco pouco incomodava: não era ouvido durante toda a semana; não se precisava retornar à rotina de trabalho e estudos após uma noite mal dormida; e "para gente jovem, bonita, solteira e apaixonada", segundo a própria Joana nos relatou, "ele roncava tão bonitinho no começo... agora, é horrível, é do mesmo jeito de antes, mas agora eu acho horrível...".

Fomos procurados inicialmente por Joana, que nos pergunta como poderá convencer Antenor a vir se tratar. Antenor, embora seja médico e reconheça que ronca "um pouquinho", insiste que "isso não é doença. No meu curso de medicina nenhum professor jamais falou isso!". Há um agravante, diz Joana: seu sogro, Antenor pai, que também é médico, ronca feito um trator. Além disso, sua sogra vive dizendo a Joana "você se acostuma, minha filha; hoje em dia eu nem escuto mais".

Então, Joana toma uma decisão. Ela não fez greve de sexo, a exemplo das mulheres de Atenas, mas, após namorarem, ela pega seu travesseiro e vai dormir na sala, deixando bem claro do porquê de estar fazendo isso. Um mês nessa condição foi o tempo que Antenor precisou para chegar ao consultório. Chega com Joana, quase arrastado, mas chega. Assim que se senta, emite a seguinte pérola: "quando uma mulher ama de verdade um homem, ela aprende até a gostar do ronco do seu marido", citando como exemplo sua mãe.

Tratamos do Antenor e ele parou de roncar. Na última consulta, Joana disse que ainda conseguiria convencer sua sogra a tratar do "cabeça dura" de seu sogro.

20

O Dia a Dia de Quem Ronca

"Viver é uma doença para a qual dormir traz alívio oito horas por dia."

Chamfort

■ E O DISCURSO SE REPETE:... MAS EU NÃO TENHO NADA!

É interessante notar como, de modo quase que invariável, quem ronca ou apresenta apneia do sono rejeita o fato de estar com algum problema que precisa ser resolvido. Muitos, inclusive, são obesos, hipertensos, diabéticos, têm impotência sexual, vivem sonolentos, ou tomam remédios para dormir mas, mesmo assim, acham que têm boa saúde. Acreditam que a partir de certa idade todo mundo toma algum remédio. Que roncar é normal. A pressão está alta mas, segundo seus julgamentos, este é um problema comum e, para controlá-la, tomam o seu comprimido regularmente, todo dia pela manhã. Em relação à sonolência extrema durante o dia, quem ronca pensa que todo mundo tem um pouco de sono no início da tarde, ou acham mesmo ser normal durante o dia se sentirem cansados e adormecerem.

Já houve caso em que ouvimos de um homem que roncava uma verdadeira exaltação sobre o caráter de masculinidade que haveria no ronco. Citou, inclusive, uma antiga propaganda de automóvel, mostrando o forte "ronco" do motor como um sinal de alta potência. Via uma conotação positiva para o ruído do ronco.

Para alguns, torna-se conveniente tratar a situação de estar roncando, escamoteando o problema. Há sempre uma desculpa na ponta da língua: "nada de errado com a saúde". O curioso é que mesmo afirmando isso, numa segunda ou terceira entrevista, acabam revelando o desejo de não mais roncar.

■ COMO ENCARAR A REALIDADE DE QUEM ESTÁ RONCANDO?

O primeiro passo é ajudar a quem está roncando a assumir que ronca, pois não é tão incomum a negativa diante do problema. Isso às vezes leva algum tempo. Teve gente que, mesmo escutando a gravação de seu ronco, não acreditou que aquele ruído fosse provocado por ele. Sugerimos a ele e a sua mulher que filmassem, então. Ele viu a fita pela primeira vez no consultório e, para nossa surpresa, emitiu uma solene declaração: "Doutor! Isso foi uma montagem!". Com o controle remoto na mão, voltando a fita três vezes, reconheceu, finalmente, que era ele quem roncava, era ele que estava na fita.

Depois de reconhecer que ronca, o segundo passo, às vezes, apresenta mais negativas do que o primeiro: reconhecer que o ronco não é algo normal. Quem ronca deve ter consciência que o ronco incomoda. Muita gente se acostuma ou cria mecanismos de adaptação ao barulho, principalmente quando se trata de um casal onde o amor e a compreensão existem.

> O ronco sempre incomoda!

Quem ronca deve ter isso em mente e deve saber que, nestes casos, o companheiro de quarto mente sobre não estar incomodado. Quem ronca e ama sua companheira não deve fazer perguntas retóricas do tipo: "Mas, meu amor, meu ronco te incomoda?" A resposta: "Incomoda, sim", muitas vezes não é dita ou, então, é dita quando o casamento já terminou, só faltando acontecer a separação formal entre os dois. Esse tipo de atitude passiva diante de quem ronca também não é amor. Se for deixar o problema seguir, está se abrindo caminho para o surgimento de doenças mais sérias.

Os episódios de parada respiratória são, evidentemente, o que mais assusta. A pessoa entra em pânico ao perceber o longo período em que o outro não consegue respirar enquanto dorme. Ansiosamente, querendo que o companheiro melhore disso, notando a gravidade do problema, vai-se ao médico ainda sem entender bem com o que se está lidando. São as mulheres que trazem os maridos ao consultório pelo cabresto, apavoradas com a possibilidade de, em alguma dessas noites de expectativa, eles terem sua respiração interrompida e não voltarem mais a respirar. Mas não precisamos deixar que a situação chegue a esse ponto.

Quem ronca torna-se, por desconhecimento, relutante em iniciar tratamento. O trabalho anda difícil, o dinheiro aquém do que merece, o chefe é chato e, quando chega em casa ainda tem, segundo as palavras de um paciente: "Essa mulher no pé, inventando mais um problema."

■ ALGUNS INDICATIVOS DE QUEM RONCA

Muita gente, quando vai a uma festa e ingere alguma bebida alcoólica, apresenta, durante a noite, dificuldades respiratórias e o seus roncos pioram. Isso ocorre porque o álcool relaxa ainda mais a musculatura da garganta durante o sono, o mesmo valendo para a maioria dos sedativos e remédios que induzem o sono, fazendo com que a doença se agrave ainda mais nestas condições. Portanto, não beba antes de dormir. Também não pense que, por não estar dormindo bem, você vai precisar, para o resto da vida, de remédios para dormir. As coisas só pioram nestas situações, o tratamento não se dá com o uso de uma pílula mágica qualquer, como veremos mais à frente.

Uma característica física que facilita o ronco e a apneia é ter a mandíbula pequena, ou o queixo um pouco para trás. Se este for o seu caso, a causa mais comum da doença costuma ser uma obstrução local na garganta, devido a uma queda da língua para trás quando há o relaxamento muscular durante o sono. Quando a mandíbula é pequena ou retraída, a língua não se consegue manter tracionada para frente. Assim, ela poderá cair em direção à garganta, facilitando a obstrução e, em consequência, a apneia do sono.

Ainda outra condição que pode levar a uma forte suspeita de apneia é uma história de pessoas com problemas de coração e morte durante o sono na família. Se os seus pais e avós roncavam ou morreram cedo devido a problemas cardiovasculares, esta pode ser uma boa indicação para se realizar uma investigação.

■ AO LADO, NA CAMA: O DILEMA DE QUEM GOSTA DE VOCÊ!

É bastante frequente a associação entre a insônia na mulher e o distúrbio respiratório no homem. Vamos nos dirigir agora a quem, habitualmente, se envolve mais nesta situação criada pelo distúrbio respiratório do sono: os companheiros de quem ronca.

As mulheres parecem intuir esse perigo ao perceberem de perto as anormalidades respiratórias que acompanham seus maridos enquanto eles dormem. No final das apneias, normalmente as pessoas fazem um ruído gutural, por ocasião do retorno respiratório; um ronco ainda mais barulhento. Se o ruído desagradável do ronco não foi o bastante para despertar a sua mulher, não seria surpresa que este som gutural, no momento da superação da apneia, acabe por fazê-lo. É um momento de bastante desconforto para quem o vê e, principalmente, para quem o sofre: é como se estivesse sofrendo um "afogamento no seco". No resto da noite, elas se sentem impedidas de pegar no sono por estarem ansiosas, angustiadas e impotentes com a situação. Põem-se num estado de alerta, sacudindo o marido na cama ao menor sinal de roncos ou parada respiratória. Muitas vezes, acordam o companheiro para lhe tentar explicar que ele parou de respirar enquanto dormia.

> Eles, os maridos, ainda sonolentos, viram-se para o lado e voltam a dormir...
> E, enquanto o marido ronca, a mulher permanece acordada.

CASO CLÍNICO

Eu não estou sozinho!

Recebo, num dia, no consultório, um homem forte, de andar decidido, acompanhado por sua esposa. Era Antenor, 68 anos, o pai do jovem Antenor (cujo caso também foi apresentado neste livro), que também é médico.

Chega a nós não por convencimento de sua nora, seu filho ou sua esposa, mas por indicação do jovem residente em cardiologia que o atendera no pronto-socorro, durante uma crise de angina. Os seis meses entre a crise de angina e esta consulta foram o bastante para que ocorresse um infarto do miocárdio de dimensões moderadas.

Começa a anamnese. Antenor pai começa a engordar aos 30 anos de idade, dois após se casar. Torna-se hipertenso aos 40 anos e, mesmo sendo médico, considera isso "condição natural do envelhecimento". Os testes de tolerância à glicose se mostraram alterados, o que significa que, embora não tenha diabetes francamente instalada, apresenta o que se chama de resistência insulínica.

A investigação diagnóstica revelou que Antenor pai sofria de apneia grave. O tratamento evoluiu satisfatoriamente. Hoje ele está bem e se sentindo mais disposto.

21
Dois Tabus – A Mulher que Ronca e o Homem Impotente

> *"Ser mulher é uma tarefa difícil porque consiste principalmente em lidar com homens."*
>
> Joseph Conrad

■ QUANDO A MULHER RONCA

Homens são seres muito mais intolerantes do que as mulheres nessa questão do ronco. Os maridos não respondem com a mesma compreensão a uma mulher que ronca. Acham-se muito mais incomodados nessa situação inversa, reclamando e saindo do quarto sem nenhum tato, alegando que precisam descansar para o trabalho no dia seguinte e fazendo, muitas vezes, chantagens emocionais.

Um casamento feliz entre duas pessoas pressupõe que elas, ao decidirem viver juntas, tenham assumido alguns compromissos entre si. A cama assume, então, a função de cenário, onde o que há de melhor e de pior da relação virá à cena. E isso não só nos momentos de sexo, mas, e principalmente, naqueles momentos em que tudo o que fazem é estar apenas (apenas?!) dormindo um ao lado do outro.

Quem ronca pode achar extrema a atitude tomada pela sua companheira e se colocar numa posição de vítima quando ela decide ir dormir em outro quarto. Afinal, pensa ele, qual é a sua culpa em roncar? Não há nada de intencional nisso para justificar o castigo a ele imposto da separação durante o sono. Se ele julga entender o problema da pessoa amada e, não querendo mais incomodar, sai do quarto, ele toma esta decisão colocando-se numa posição de submissão ao seu próprio distúrbio, sentindo-se culpado, mas não sabendo como resolver esta situação. A solução para a convivência do casal quando algum deles ronca, obviamente, não é deixar o quarto.

Não podemos deixar de citar as situações onde o ronco foi, durante anos, usado como um bode expiatório para encobrir outras questões da relação do casal (bem mais difíceis de serem trazidas à tona). Quando tratados, parece que os casais, não tendo mais do que reclamar um do outro, se viam perdidos, parecia que não sabiam o que estavam fazendo ali. Por recomendação, algumas dessas pessoas começaram uma análise e ficaram mais apaziguadas: conseguiram dar novos rumos a suas vidas, mesmo que isso tenha significado uma separação, por motivos que a situação do ronco, paradoxalmente, escondia.

■ O RONCO E SEU GRANDE TABU: A IMPOTÊNCIA SEXUAL MASCULINA

Muitas brincadeiras envolvendo o ronco são formas subliminares para disfarçar e minimizar o problema. Inconscientemente, as pessoas tendem a fazer escárnio com o ronco, transformando-o, assim, em uma questão sem importância, exatamente porque está corroendo sua estrutura conjugal. Nessas brincadeiras, tenta-se tapar o sol com a peneira.

Em rodas de conversa, atualmente, fala-se do assunto impotência sexual com desenvoltura muito maior do que no passado. E isso tem uma explicação: com o advento das novas medicações para a sua reversão temporária, as pessoas que sofrem de impotência conseguem realizar uma ereção com desejo por meio do uso de medicações. Assim, com a possibilidade de um tratamento, o problema passa a poder ser dito: sai do anonimato e ganha as rodas de conversa. O mesmo precisa acontecer em relação ao ronco, pois ele também já tem solução.

Vale lembrar que uma das causas de impotência sexual masculina são os distúrbios respiratórios do sono. Os roncos e a apneia, por provocarem maior formação de radicais livres, produzem uma diminuição do óxido nítrico, a mesma molécula vasodilatadora que é aumentada de modo transitório pelos remédios utilizados para o tratamento da impotência.

Cuidando da apneia, esse e alguns outros problemas de saúde com ela relacionados podem melhorar. Problemas ditos emocionais, associados à dificuldade de ereção, tendem a ser amenizados, a partir do melhor entendimento de suas possíveis causas. O homem que se considera sempre cansado e estressado para ter uma ereção duradoura e eficiente, pode estar sofrendo de distúrbios do sono sem saber.

A maioria dos pacientes com apneia obstrutiva do sono, apenas quando perguntados diretamente, se queixam de impotência sexual, embora não consigam estabelecer uma relação entre os dois problemas. Nem todos relatam ao médico esta disfunção, por constrangimento ou por não acharem isto relevante para a queixa de ronco. Ou, muitas das vezes, esta pergunta nem consta da anamnese médica.

Existe uma outra causa orgânica para a disfunção erétil dos homens que roncam, além do óxido nítrico. O mecanismo neurológico de controle automático das funções do organismo, realizado pelo sistema nervoso autônomo, sofre grande influência dos distúrbios respiratórios do sono. Semelhante à interferência que ocorre no sistema cardiovascular, este descontrole autonômico também está envolvido na incapacidade masculina de ereção peniana.

O grave nesta história é que, muitas vezes, nem mesmo os médicos especialistas da área associam a impotência sexual a um distúrbio do sono. A solução oferecida há alguns anos era a cirurgia. Boa parte das cirurgias para a correção da impotência consistiam (e são praticadas até hoje) numa mutilação: os corpos cavernosos são extirpados e substituídos por próteses maleáveis ou próteses infláveis. Muitos homens tiveram seus pênis submetidos a cirurgias totalmente desnecessárias e mutiladoras. Na atualidade, há medicações auxiliando o tratamento da impotência. Contudo, se essa impotência estiver relacionada com os distúrbios do sono, estes distúrbios deverão ser tratados. Em caso contrário, se não tratados, continuarão afetando o organismo desses homens.

A faixa etária da impotência sexual é a mesma da apneia do sono e, assim como para a hipertensão arterial, isso não ocorre por acaso. Na hipertensão ocorre, com grande frequência, a administração de medicamentos voltados para os sintomas e pouco se faz para o tratamento de suas causas. Alguns remédios anti-hipertensivos também dificultam a ereção, agravando a incapacitação sexual e complicando seu tratamento.

22

Tratamento Específico dos Roncos e da Apneia Obstrutiva

"É fatal entrar em qualquer guerra sem querer ganhá-la."

Douglas MacCarthur

Quando o ronco está presente é sempre necessária a correção dos fatores que estão predispondo a esse distúrbio, independente de o ronco vir ou não acompanhado de apneia do sono, visando à sua prevenção. Podemos dizer que, quando há apneia, o problema já passou da hora de começar a ser tratado. Não à toa, aparecem no consultório os pacientes já submetidos à cirurgia de ponte de safena querendo tratar seu ronco.

■ PERDER PESO

Por que há gordos que, ao emagrecer, melhoram da apneia?

Dieta e exercício físico são realmente importantes na busca da solução do ronco e da apneia. Ajudam a quebrar o ciclo vicioso entre alteração do metabolismo, gordura em excesso e roncos. A perda de peso normalmente melhora o problema, mesmo que de modo parcial.

Quase todas as estatísticas em estudos médicos associam obesidade e roncos. Há uma verdadeira epidemia de obesidade em vários países industrializados, e essa realidade começa a ser vista com mais frequência no Brasil. Mas aqui, e mesmo no exterior, há também muitos doentes magros. Estes pacientes com peso corporal na faixa de normalidade são os que apresentam, habitualmente, as maiores alterações anatômicas das vias respiratórias, agravando sua obstrução. Quando o paciente está no peso ideal, a sugestão de perder peso deixa um pouco de fazer sentido, havendo necessidade de se descobrir as outras causas que estejam promovendo a sua doença.

■ DIETA

Um sono inadequado, que não satisfaz as necessidades de descanso do cérebro, leva a pessoa a tentar obter uma satisfação substituta por outros mecanismos. Devemos considerar que uma das formas de dar prazer ao cérebro é através da alimentação. Quem apresenta um distúrbio do sono costuma ter maior apetite, comendo mais como uma forma de suprir suas necessidades subjetivas de prazer.

A leptina alta nos gordos tem como função principal inibir esse apetite. Mas nos indivíduos gordos que roncam, há resistência da ação dos receptores celulares deste hormônio. Assim, não importa se os níveis de leptina estão elevados na corrente sanguínea: os efeitos inibidores do hormônio do apetite estarão bloqueados.

Isso evita a saciedade ao final de uma refeição; em outras palavras, o roncador fica apenas parcialmente satisfeito com as refeições, ele continua com alguma fome. A frustração com os regimes e as dificuldades da pessoa em fazer exercício físico podem não ser culpa ou um capricho de quem é gordo, mas uma característica do distúrbio respiratório do sono.

O mecanismo responsável pela ação da dieta no ronco dos pacientes que perdem peso deve ser mais bem explicado: a diminuição gradativa do ronco quando se emagrece não é o resultado da perda de massa corporal e de gordura apenas. A diferença entre o que comemos hoje e o que nossos antepassados ingeriam pode ser um dos fatores que precipita o problema metabólico e a apneia do sono. Um controle metabólico alterado pelo desequilíbrio entre a energia que consumimos pela dieta e a que gastamos no dia a dia, agravado pelas condições anatômicas que levam ao ronco, é um dos fatores que causam o ganho de peso e a obesidade relacionada com essa doença.

📂 PARA CONHECER MELHOR!

Alimentação e envelhecimento

O excesso de alimentos, por si só, faz mal à saúde. Em ratos de laboratório, experiências mostram que uma dieta de baixa caloria prolonga a vida, enquanto que ratos em regime de alimentação excessiva morrem mais cedo. Este fenômeno é explicado pelo estresse oxidativo energético (produtor de radicais livres) que uma dieta de alta caloria impõe ao metabolismo. Já uma alimentação sem excessos e com a introdução de alimentos com capacidade antioxidante na dieta melhora a capacidade de processamento dos radicais livres dentro das células, prevenindo doenças. Este é o motivo de as frutas, legumes e verduras, que amenizam o estresse oxidativo energético, serem tão importantes para um envelhecimento saudável.

A questão dietética está cada vez mais valorizada no tratamento de diversas doenças. Muitas vezes são os alimentos os melhores remédios para a saúde. Apesar disso há, na dieta atual, um crescente consumo de alimentos muito pouco saudáveis. Devemos definir exatamente o que é um alimento dito natural, e explicar por que alguns alimentos não fazem bem à saúde.

Por que a alimentação natural faz bem à saúde?

Nos grandes mercados de alimentos dos países mais desenvolvidos, praticamente tudo o que está nas prateleiras é acondicionado, de alguma forma, em pacotes, latas, sacos. Isto facilita o transporte e permite a sua estocagem por um período mais prolongado. Muitas vezes, no processamento desses alimentos são acrescentados estabilizantes e conservantes, que modificam suas propriedades químicas. Os alimentos naturais, em tese, não deveriam receber o acréscimo dessas substâncias.

O paladar humano mudou muito nos últimos tempos, tornando-se cada vez mais exigente. No passado, uma maçã ou uma banana eram objetos de desejo das pessoas pelo seu sabor. Hoje, a indústria alimentícia consegue preparar alimentos menos saudáveis, mas muito convidativos ao paladar, principalmente pelo processamento das gorduras e pela adição de açúcares e de aromatizantes artificiais.

Há uma epidemia de obesidade avançando sobre os países que adotam o *fast-food* e os alimentos processados, industrialmente, como dieta predominante. Este tipo de alimento tem um consumo voraz pelo seu inegável apelo, tanto em razão do incremento no seu sabor (para vender mais), quanto pelos seus menores custos de transporte e conservação. Mas no seu processamento eles perdem algumas propriedades alimentícias fundamentais, principalmente as suas substâncias antioxidantes que combatem os radicais livres. Os ditos alimentos naturais, quando simplesmente não desaparecem das prateleiras, acabam se tornando menos atraentes aos olhos do consumidor, quando comparados às embalagens dos produtos industrializados.

Quais são os alimentos que devemos evitar?

Do grande número de alimentos artificiais introduzidos no último século, vamos exemplificar com aquele que pode ser considerado um dos maiores causadores de estrago à saúde humana: um tipo de gordura não encontrado na natureza, os ácidos graxos *trans*.

Os alimentos da dieta contemporânea que, nas últimas décadas, foram eleitos para o papel de malditos, considerados como causas maiores das doenças cardiovasculares, são as gorduras em geral e o colesterol em particular. A origem desse conceito vigente no pensamento médico e leigo moderno são estudos que demonstram a maior formação de placas de gordura nas artérias, quando é utilizada uma dieta hiperlipídica (rica em gorduras) em animais de laboratório. Mas não é explicado, de forma clara e inequívoca, como o colesterol da dieta causaria a aterosclerose.

A gordura que temos circulando em nosso sangue é, quase em sua totalidade, produzida pelo fígado. Muito pouco do que ingerimos, após ser absorvido pelo sistema digestório, passa diretamente para o sangue. Contudo, em algumas situações podemos encontrar grandes quantidades de gorduras no sangue, mesmo em pessoas com dieta pobre em gordura.

Qual a explicação deste fenômeno: encontrar altas taxas de gordura no sangue de quem não come gordura?

Quando adotamos uma dieta rica em gorduras, a utilização de ácidos graxos no fígado provoca um aumento da formação de radicais livres no hepatócito (célula do fígado). Ocorre que o fígado libera as gorduras para a corrente sanguínea com base nos níveis de radicais livres de suas células, aumentando, assim, a quantidade de LDL (transportador de gordura) produzida no fígado e liberada na corrente sanguínea.

O que deveremos fazer para contrabalançar este efeito é manter uma alimentação equilibrada entre lipídios, proteínas e carboidratos e rica em antioxidantes, que estão presentes em frutas, legumes e verduras. Com isso, evitamos o estresse oxidativo energético, facilitando a tarefa do fígado no controle das gorduras no sangue.

■ HÁ CEM ANOS O HOMEM CRIOU OS ÁCIDOS GRAXOS TRANS QUE, SEM EXISTIR NA NATUREZA, ENTRARAM NA DIETA HUMANA

Quando um óleo vegetal é aquecido a altas temperaturas (frituras) ou hidrogenado para ter a consistência sólida como a manteiga (quando é conhecido como margarina ou gordura hidrogenada) forma-se, por meio dessas reações, a gordura trans, nociva à saúde. O ser humano introduziu, assim, na sua dieta, um alimento que não existia em forma natural. A tão conhecida margarina, dita saudável por não conter colesterol (obviamente, por ser um produto vegetal, não contém colesterol) e por ter acrescida à sua fórmula uma ou outra vitamina (vitaminas que industrialmente são baratas), na verdade, é um componente inadequado de uma alimentação saudável.

Por outro lado, a natureza nos oferece alternativas saudáveis, os ácidos graxos ômega 3. Esta gordura está presente em produtos que vêm do mar, e suas fontes principais são as algas marinhas e os peixes. No passado, populações que tinham no peixe sua fonte alimentar principal – os esquimós e índios do Alasca, japoneses e os índios da costa brasileira por exemplo – apresentavam menor presença de doenças cardiovasculares.

Outro aspecto a frisar é a importância das gorduras naturais para a formação e o bom funcionamento do cérebro. O cérebro humano é constituído por 60% de gorduras. Assim, nossa alimentação, para ser saudável, deverá conter boas porções de gordura; evidentemente, de gordura biologicamente saudável.

O hábito de comer peixe parece estar cada vez menor. Na globalização atual dos padrões alimentares, os ácidos graxos trans substituíram outras gorduras na dieta habitual, entre elas o ômega 3. As gorduras trans quando ingeridas ocupam o lugar do ômega 3 nas membranas celulares do organismo humano, inclusive no cérebro, causando alterações dos mecanismos de controle de diversas funções fisiológicas.

Mas o que a dieta com essas gorduras trans tem a ver com o coração?

Além de emagrecer, uma dieta adequada pode prevenir o grande fator de risco que provoca maior mortalidade entre os que apresentam ronco e apneia: os problemas cardiovasculares. Portanto, os pacientes com apneia do sono devem rever sua dieta e aumentar o consumo de frutas, legumes, verduras e peixes, ricos em gordura ômega 3.

■ ATIVIDADE FÍSICA

Também a atividade física aeróbica causa um grande efeito benéfico de proteção cardiovascular, à medida que leva à proliferação de mitocôndrias, principalmente dentro das células musculares.

Mitocôndrias, pequenas organelas intracelulares, são as usinas de energia do organismo, onde estão localizadas as principais enzimas capazes de oferecer os efeitos protetores contra o estresse oxidativo energético. O número de mitocôndrias aumenta com os exercícios físicos e, assim, tende a reverter o desequilíbrio metabólico de quem ronca, produzindo perda de peso e melhorando a apneia. Fazer caminhadas diárias, inicialmente com pouco esforço e gradativamente aumentando a intensidade, facilita a perda de peso, gasta mais energia e estimula a normalização do distúrbio metabólico que os roncos provocam. Mas fica difícil fazer exercício físico quando se chega esgotado do trabalho em casa, ou mesmo pela manhã, após uma noite de sono ruim, conforme observamos na prática. Isso deve ser superado. Há grande dificuldade destas pessoas emagrecerem, devido ao seu metabolismo alterado pelos roncos e apneia. Nesses casos, o melhor seria tratar, especificamente, dos distúrbios do sono de forma simultânea à dieta e ao exercido físico.

■ DOENÇAS CARDIOVASCULARES

Havendo correlação entre ronco e doença cardíaca, por que, atualmente, o que é tratado pelos médicos são os problemas cardiovasculares, e não os roncos e a apneia?

São as doenças cardiovasculares que surgem como "questão" pelo paciente. As pessoas procuram os consultórios já com a hipertensão instalada, manifesta. Dessa forma, como muitas vezes não se trata a causa básica, ou seja, a doença que originou a hipertensão, os pacientes acabam dependentes de medicações. Um grande número de hipertensos necessita, realmente, de medicação, mas é bom mencionar que o tratamento e a prevenção das crises de ronco e apneia livram uma boa parcela dessas pessoas do fardo diário de tomar remédios e dos seus efeitos colaterais; ou, pelo menos, reduz-se bastante o número e as doses de medicamentos necessários.

■ TÁTICAS DE QUEM CONVIVE COM QUEM RONCA

A tática normalmente utilizada pela mulher para melhorar o ronco é cutucar o marido até que ele se vire para o lado. Esse procedimento cessa temporariamente o ruído, em razão do despertar provocado pela movimentação na cama. Entretanto, o ronco não costuma demorar muito para voltar a incomodá-la novamente, com essa situação perdurando e se repetindo, indefinidamente, ao longo da noite, até que a mulher desista de lutar e se conforme com a suposta inevitabilidade do ronco. Ou então, que os faça, o marido e seu ronco, mudarem de quarto.

Outro artifício muito comum que nos tem sido relatado pelas companheiras de homens que roncam é a tentativa de pegarem no sono antes dos maridos. Para isso, elas muitas vezes se dirigem para a cama mais cedo do que eles. Assim elas conseguem pegar no sono antes que eles se deitem. Porém, como os homens costumam estar sempre muito cansados e com uma sonolência extrema, elas têm que ser rápidas nesta sua estratégia de adormecerem primeiro, senão eles chegam antes ao quarto e, instantaneamente, dormem, podendo começar a roncar de modo intenso imediatamente.

O mecanismo do tratamento das agulhadas na Grécia antiga, descrito no início do livro, ou as cotoveladas atuais têm uma base comum: fazem acordar, despertam o cérebro. Esses repetidos despertares, provocados pela apneia ou por alguém, é que produzem noite mal dormida seguida de noite mal dormida. Assim, esses paliativos não devem ser mais aceitos indefinidamente.

Há opções para um melhor tratamento?

Há várias maneiras de se tratar o ronco, dependendo de características individuais de cada pessoa acometida. Atualmente, os investigadores e clínicos que tratam desses distúrbios respiratórios já têm um grande entendimento da natureza da disfunção que acomete as vias aéreas superiores durante o sono.

TRATAMENTO ESPECÍFICO DOS RONCOS E DA APNEIA OBSTRUTIVA

Os distúrbios dos roncos e da apneia do sono apresentam muitas variáveis, de acordo com sua apresentação e gravidade. Cada indivíduo é um caso diferente, que precisa de opções de tratamento individualizadas.

Qual, então, seria a hora de começarmos a tratar alguém com distúrbios respiratórios do sono?

O tratamento deve ser iniciado o quanto antes. Já vimos como a doença evolui com uma gravidade crescente, desde o momento inicial, quando o ronco se instala. Os casos ainda leves da doença devem ser abordados imediatamente. Mesmo quando ocorrendo em jovens, o ronco não deve ser encarado apenas como um incômodo social. Até o ronco isolado, ou seja, sem a caracterização dos episódios de apneia, deve ser abordado o quanto antes.

Com os casos de apneia não deve haver hesitação. Há estudos mostrando que a ocorrência, por exemplo, de 20 paradas respiratórias por hora de sono leva, invariavelmente, à morte precoce nos pacientes não tratados. Mesmo um número de apneias menor já tende a favorecer a hipertensão arterial sistêmica e outras disfunções, cansaço e depressão, por exemplo.

Qual é o médico que trata dos roncos? Qual a sua especialidade?

O tratamento dos distúrbios do sono é considerado interdisciplinar, ou seja, envolve o conhecimento de várias áreas e de vários especialistas da Medicina. O médico que se propõe a tratar de doenças do sono deve deter conhecimentos sobre diversas áreas do saber médico, mantendo contato permanente com especialistas de diversas áreas. Em separado, as diferentes especialidades costumam ter visões diferentes, limitadas a seu campo de atuação, definidas dentro da própria especialidade inicial. Em conjunto, oferecem a oportunidade de uma visão ampla do assunto das possibilidades para o tratamento. Contudo, há alguém que deve tomar a decisão sobre o que fazer; centralizar em si os rumos da conduta, do que fazer e em que momento. Ainda são poucos os centros de tratamento dos distúrbios do sono que possibilitem unir esses especialistas, visando a um atendimento global de quem é acometido por esse distúrbio.

Quando quem ronca procura um otorrinolaringologista (especialista no diagnóstico e tratamento das doenças de ouvido, nariz e garganta), normalmente o enfoque desse especialista é dado às condições anatômicas e funcionais localizadas no sistema respiratório, o que ocorre também quando se procura o pneumologista. Já os neurologistas tendem, normalmente, a focar seus estudos nas alterações do sistema nervoso (que são mais reflexo do problema do que a causa deles). Os psiquiatras e psicanalistas focalizam mais atentamente os distúrbios correlacionados com a insônia em suas relações com depressão, ansiedade, perda de memória, falta de atenção e outras condições psicológicas e psiquiátricas. Também envolvidos no tratamento do sono há os dentistas, fisioterapeutas e outros especialistas, procurados não pelo distúrbio do sono em si, mas pelos incontáveis sintomas que produzem. Se não estivermos alertas, tanto médicos quanto pacientes, trataremos o que não deve ser tratado e deixaremos sem tratar o que realmente necessita de atenção. A visão global do problema é fundamental. O importante é que o médico procurado consiga construir uma hipótese diagnóstica a partir de uma visão mais abrangente do caso. É bastante comum a quem ronca já haver passado por um grande número de especialistas antes de chegar ao consultório de um médico capaz de diagnosticar e tratar, apropriadamente, os distúrbios do sono. Esta é uma situação que só será resolvida ao longo dos anos, à medida que a população como um todo e as faculdades de medicina em particular comecem a perceber a dimensão da questão.

■ MODALIDADES DE TRATAMENTO

Higiene do sono

Nas fases iniciais da evolução da doença, os distúrbios respiratórios do sono podem ser melhorados com procedimentos chamados de medidas de higiene do sono. Fazem parte desses procedimentos a instituição de:

- Horários regulares para ir dormir.
- Evitar uma alimentação pesada à noite.
- Procurar perder um pouco de peso.
- Não ingerir bebidas alcoólicas, principalmente antes de dormir.
- Evitar remédios antes de dormir.
- Evitar certas posições do corpo durante o sono, principalmente o decúbito dorsal, ou seja, dormir com a barriga para cima.
- Iniciar uma atividade física.

Sobre a posição ao dormir, há métodos bastante originais. Uma técnica curiosa usualmente utilizada para ajudar no tratamento de quem ronca e insiste em dormir de barriga para cima: a utilização de um bolso costurado nas costas do pijama, colocando nele uma bola de tênis. Assim, se evita que, ao se mover na cama ao dormir, a pessoa se posicione de barriga para cima, diminuindo a incidência de apneias! Essas medidas conseguem resolver muitos dos casos leves inicialmente diagnosticados.

Medidas cirúrgicas

Procedimentos cirúrgicos devem ser utilizados na correção de causas anatômicas de ronco e apneia, principalmente em indivíduos jovens e de forma preventiva nas fases iniciais da doença, para serem evitadas as alterações neuromusculares da garganta e as alterações metabólicas mais graves. Há um conceito geral para quase todas as doenças de que a cirurgia se constitui numa medida extrema de tratamento, tomada como último e mais apreensivo recurso, quando todas as

TRATAMENTO ESPECÍFICO DOS RONCOS E DA APNEIA OBSTRUTIVA

outras formas terapêuticas já foram tentadas. Esse conceito não é verdadeiro no tratamento da apneia do sono e a cirurgia deve ser indicada, quando possível, sempre o mais precocemente na evolução do problema. Esses procedimentos podem diminuir, ou mesmo abolir, o ronco e a apneia do sono.

Eles funcionam muito bem sobre as vias aéreas superiores quando existem alterações flagrantes na anatomia, como por exemplo, um desvio de septo nasal (a estrutura que divide o nariz em duas cavidades), ou um aumento das tonsilas palatinas, que ocupam boa parte da garganta, e das adenoides (na cavidade nasal), causando obstrução na respiração normal. O tratamento da obstrução nasal evita que esta sobrecarga na musculatura da garganta a modifique e cause sua disfunção, mas tem que ser realizado antes destas alterações musculares estruturais se instalarem para, isoladamente, surtir um bom efeito. Outras intervenções cirúrgicas que obtêm sucesso são as utilizadas para a correção de alterações anatômicas da mandíbula.

O tratamento com cirurgias, contudo, foi muito mal utilizado no passado. No início somente eram submetidos à cirurgia os indivíduos mais graves e metabolicamente descompensados, aqueles com diagnóstico claro pelo conhecimento da época, o que muitas vezes implicava em insucesso terapêutico. Também as técnicas visavam apenas a uma retirada do "excesso de tecidos" na garganta, sem levar em conta aspectos funcionais do problema, pois não havia, ainda, um adequado entendimento do que era esta complexa doença.

A indicação cirúrgica depende do conhecimento e da experiência do cirurgião. Um grande erro do passado foi tentar se indicar e realizar uma mesma técnica cirúrgica padronizada no tratamento de todos os pacientes que apresentavam a doença. Os resultados cirúrgicos de adultos com distúrbios respiratórios do sono são, portanto, muito dependentes tanto da sua anatomia quanto da evolução metabólica da doença. Mas é sempre possível um benefício quando se aplicam os conceitos de modificação estrutural na garganta trabalhando uma musculatura doente, mesmo nos casos mais avançados, onde, no passado, não havia tão bom resultado cirúrgico, havendo uma grande evolução recente em técnicas com este objetivo.

As crianças são um caso especial. As cirurgias quase sempre curam totalmente as crianças que roncam e fazem apneia do sono, visto que nelas, habitualmente, a doença ocorre pelo aumento de tecidos moles no nariz e garganta, as famosas adenoide e tonsilas, muito operadas no passado. Se antes da década de 1970 esse tipo de cirurgia foi realizado de forma indiscriminada, nas décadas de 1980 e 1990 verificamos uma contraindicação excessiva e indevida à sua realização. Especula-se que a diminuição acentuada nas indicações cirúrgicas em crianças durante as décadas mais recentes favoreceu o surgimento de um grande número de adultos com roncos e apneia do sono, o que teria sido potencializado, nestas décadas, com uma piora significativa dos hábitos alimentares e pela aceleração descontrolada do ritmo de vida. Verdade ou não, algumas crianças operadas de adenoides e tonsilas, não roncam ao crescerem, ao contrário de outros adultos não operados de sua família. Este é um dos fenômenos que ajuda a repensar o conceito de genética e hereditariedade para os roncos e distúrbios do sono. Neste caso, se havia alguma herança ditada pelos genes, era a potencialidade de, sob algumas condições, haver a hipertrofia das adenoides e das tonsilas, e não o ronco. Uma vez corrigida essa hipertrofia, o ronco não tinha espaço para surgir.

Dispositivos orais

Uma forma de tratamento não cirúrgico são os chamados dispositivos orais, aparelhos que são colocados na boca somente ao dormir. Este equipamento posiciona o queixo para frente, levando a base da língua para uma região mais anterior e permitindo que se abra um pouco o espaço na garganta. Como a cirurgia, estes aparelhos podem ou não dar certo, dependendo muito da condição de cada um, sendo necessário, também, que se analise de modo adequado a indicação do dispositivo. É preciso que o aparelho seja usado em todas as noites para dormir. Normalmente, não causam incômodos, pois são bastante anatômicos e produzem bem-estar ao acordar, já nas primeiras noites (Fig. 22-1).

nCPAP ou CPAP nasal *"nasal Continuous Positive Airway Pressure"* (Pressão Positiva Contínua de Ar pelas Narinas)

O tratamento mais aceito atualmente para os casos graves de distúrbios respiratórios do sono é um aparelho que funciona como um verdadeiro soprador, atuando nas narinas de quem ronca, durante o sono. Trata-se do CPAP nasal (nCPAP). Uma máscara adaptada ao rosto aplica na garganta, através do nariz, uma pressão positiva contínua de ar ambiente. Este tratamento mantém abertas as vias aéreas durante o sono, independente do ponto onde haja a obstrução respiratória. Com o uso adequado e contínuo do nCPAP, os sintomas da doença desaparecem e as pessoas voltam a apresentar uma vida normal.

Este suporte respiratório, usando um aparelho compressor para gerar pressão de ar nas vias respiratórias durante o sono, foi proposto no começo da década de 1980, por um médico australiano. O aparelho fica ao lado da cama, sendo conectado por tubos, à máscara nasal, ajustada à face através de tiras fixadoras em torno da cabeça. Apesar de o nCPAP ser bastante eficaz no tratamento do ronco e da apneia do sono, algumas pessoas apresentam uma dificuldade inicial em sua adaptação. Os aparelhos de nCPAP estão cada vez mais modernos, com evoluções tecnológicas que facilitam o uso da máscara em pacientes com maiores dificuldades. O incômodo em dormir com uma máscara no nariz fica minimizado por ela ser anatômica, revestida com silicone e preparada para não

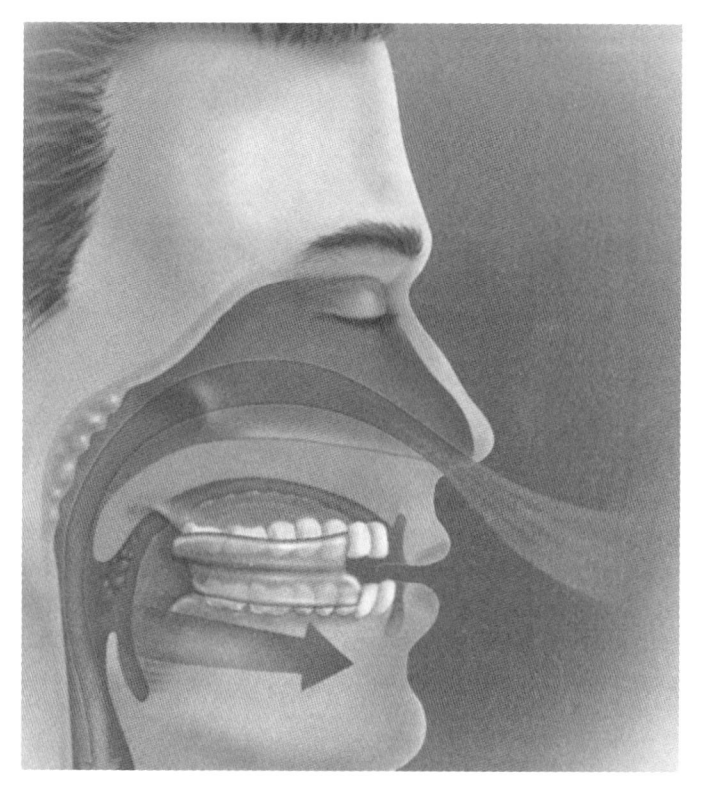

Fig. 22-1. Dispositivo oral.

atrapalhar o sono. Pode parecer estranho, mas quem usa o aparelho, pela melhora imediata que produz na qualidade do sono, acaba por gostar muito dessa modalidade de tratamento, se acostumando a ele após um período de adaptação muito curto. Rapidamente as pessoas acometidas já começam a se sentir muito melhor (Fig. 22-2).

Como o local onde a máscara se acopla é o nariz, torna-se pré-requisito que o paciente tenha as narinas desobstruídas. Contudo, um grande número de pessoas, segundo estimativas 20% da população, não conseguem respirar bem pelo nariz. Com frequência, pacientes com um nariz obstruído, mas sem ter consciência disso em razão de sintomas pouco evidentes desta obstrução, são diagnosticados como portadores de roncos e apneia do sono. As pessoas com esse tipo de obstrução podem nem saber o que seja uma boa respiração (pela cronicidade do problema), muitas nunca respiraram normalmente em toda sua vida. Não conseguem, assim, estabelecer um parâmetro, um termo de comparação entre sua respiração com o que imaginam ser a respiração normal de outras pessoas. A incidência da respiração nasal alterada é maior nas pessoas com apneia do sono do que na população em geral.

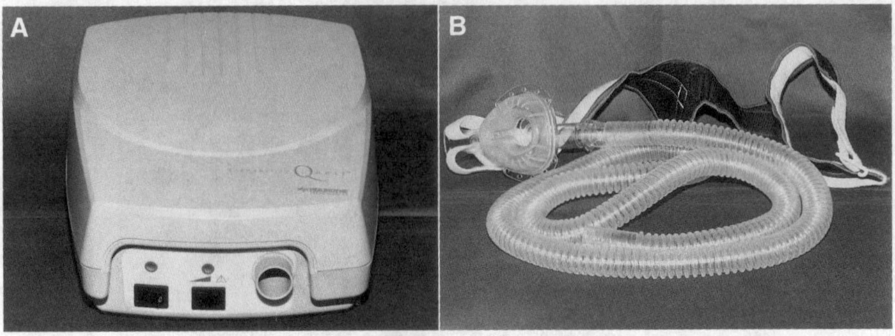

Fig. 22-2. Aparelho de CPAP nasal: (**A**) compressor; (**B**) máscara, tubos e tiras fixadoras.

Em todos estes casos, o tratamento da obstrução nasal, inclusive com o uso de cirurgia, pode ser necessário previamente à indicação do nCPAP, para melhor adaptação ao aparelho. O tratamento do nariz pode até permitir que pressões mais baixas sejam usadas no tratamento com o nCPAP. Este é um dos motivos que fazem necessária uma avaliação inicial detalhada das pessoas com roncos e apneia, pois há inúmeros fatores dos quais depende o sucesso terapêutico.

SOBRE OS CASOS CLÍNICOS APRESENTADOS AO LONGO DO LIVRO

Não estamos sozinhos!

Todas as pessoas citadas nessas sessões, ao longo do livro, embora com histórias pessoais bem diferentes, apresentam uma mesmo problema: os roncos e a apneia obstrutiva do sono. Apresentamos poucos casos, mas o bastante para que vocês possam perceber como há diferentes formas na apresentação do quadro clínico de cada um.

Dificilmente se poderia imaginar atribuir a uma mesma condição sintomas tão diversos. Quando os sintomas diferem muito entre si (impotência e hipertensão; cansaço e irritação), a Medicina, até pouco tempo, buscava dar diferentes nomes a cada uma dessas manifestações clínicas, conferindo a elas verdadeiras identidades isoladas. Associar esta gama de problemas a uma única situação que, necessariamente, ocorre quando o indivíduo está dormindo, só é possível quando se conhece o mecanismo que está por trás da apneia do sono. Quando se procura alguma alteração durante o dia, não se consegue observar nenhum estreitamento na garganta, nenhuma alteração na função pulmonar, ou qualquer modificação na oxigenação do organismo. Não há nenhuma pista que indique existir algum problema respiratório nestas pessoas durante um exame físico habitual. Ouvir seu relato, entender a pessoa como um todo é um primeiro e fundamental passo.

23
Dicas Gerais para Dormir Melhor

"Há somente um sucesso – levar a vida ao seu próprio modo."

Christopher Morley

A tensão da vida moderna costuma prejudicar a qualidade do sono. Estamos submetidos, normalmente, a um excesso de trabalho, imposto pelo volume cada vez maior de informações a absorver, tudo possivelmente associado a questões domésticas muitas vezes difíceis de serem resolvidas sem algum desgaste. À medida que esse cenário vai envolvendo cada um, sem perceber, levamos isto para a cama, o que nos atrapalha, além do sono, o trabalho, o sexo e o casamento.

O que você faz ao longo do dia, do amanhecer ao entardecer, causa um enorme impacto sobre como se processará seu descanso durante o sono. A melhor maneira de garantir um bom sono noturno é estar atento às atividades que você desenvolve antes de ir dormir. Com algumas sugestões, podemos evitar, ou pelo menos minimizar, sintomas que podem estar presentes em quem dorme mal. Estas são as principais recomendações para um bom sono:

▪ PROCURE MANTER HORÁRIOS REGULARES PARA SE DEITAR E ACORDAR

Esta é uma prática que ajuda a manter a regularidade do nosso relógio biológico. Trate, sempre que possível, de se deitar e de se levantar na mesma hora. É claro que a vida, muitas vezes, requer que isto não seja cumprido à risca, mas não devemos deixar que hábitos irregulares nestes horários sejam uma rotina. Se viaja muito, tente, durante essas ausências do seu ambiente normal, conservar uma rotina e volte a ela logo que possível. Rotina não amarra ninguém. Pelo contrário, nos libera para que as coisas novas tenham espaço para chegar. Estabelecer uma rotina para as situações cotidianas, por exemplo, horário de comer, de dormir, é uma iniciativa que ajuda o corpo a ter e manter a saúde.

■ FAÇA EXERCÍCIOS REGULARMENTE

O hábito de realizar atividades físicas regulares, como caminhadas, natação, bicicleta ou a prática de algum esporte, não menos de três vezes por semana, é muito bem-vindo e salutar para o sono. Os exercícios favorecem o chegar à cama relaxado, tanto física quanto mentalmente. O melhor momento para realizar exercícios que beneficiem um bom sono noturno é do final da tarde ao início da noite, tendo em mente que se deve cessar a atividade cerca de duas horas antes do seu horário habitual de se deitar, evitando estar ainda muito excitado quando quiser dormir.

■ MANTENHA A TRANQUILIDADE DO LOCAL ONDE VOCÊ DORME

O ideal é que se evite utilizar, à noite, o quarto de dormir para atividades que não estejam relacionadas com o sono, como estudar, assistir TV ou jogar videogame. Caso essa exclusividade não seja possível, ou mesmo quando o quarto é dividido com outras pessoas, é importante que se criem espaços para que um não interfira no espaço do outro. O objetivo desta recomendação é que o ambiente do quarto seja prioritariamente associado ao momento do sono natural. Em pessoas suscetíveis aos distúrbios do sono, filmes e leituras devem ser evitados na cama, minimizando, assim, uma excitação residual ao se encaminhar para dormir.

■ MANTENHA UM AMBIENTE ADEQUADO AO SONO

Os sons, a luminosidade, a temperatura do quarto podem interferir na qualidade do sono. O corpo humano necessita de uma temperatura agradável, de um ambiente silencioso e com o mínimo de iluminação para um bom sono. Se você divide o quarto com outra pessoa, é normal que, num momento ou em outro, o companheiro tenha horários de sono um pouco divergentes. Caso queira ler, use uma iluminação que não perturbe o sono do outro, por mais que o outro diga que não se incomoda, pois a luminosidade interfere com a dinâmica normal do sono.

■ CUIDE DE SUA ALIMENTAÇÃO

Não vá dormir com fome ou alimentado em excesso. As refeições pesadas podem causar grande desconforto, dilatando o abdome e favorecendo os refluxos do alimento para o esôfago, que por si só são causas de distúrbios respiratórios do sono. Além disso, evite tomar café à noite, chá preto ou bebidas tipo cola ou guaraná. Essas bebidas, que contêm cafeína e derivados xantínicos, são estimulantes que dificultam a indução do sono e contribuem para a sua superficialização, aumentando a incidência de possíveis despertares noturnos.

▪ EVITE O CONSUMO DE BEBIDAS ALCOÓLICAS À NOITE

Embora as bebidas alcoólicas pareçam, a princípio, induzir o sono, no final das contas o que elas fazem é piorar sua qualidade. O efeito do álcool sobre o relaxamento da musculatura facilita o surgimento dos roncos. Doses moderadas de álcool prejudicam a respiração, diminuindo em até 50% a resposta ventilatória aos estímulos internos do organismo, podendo, desta forma, precipitar ou agravar um quadro de apneia do sono.

A piora que algumas pessoas podem apresentar em seus sintomas de depressão, no dia seguinte à ingestão de bebida alcoólica, não se dá apenas pelo efeito direto do álcool sobre o sistema nervoso ou pelo "peso na consciência" que se instaura em algumas situações. As repercussões da ação do álcool sobre a musculatura respiratória exercem influência determinante no surgimento da apneia, o que, como já foi visto em capítulos anteriores, pode precipitar alterações no humor e até mesmo francos estados depressivos.

▪ EVITE FUMAR À NOITE

A nicotina é um estimulante ainda mais poderoso do que a cafeína. Um fumante, quando consegue superar a ansiedade que a ausência de cigarro provoca, sempre melhora sua qualidade de sono quando deixa o hábito de fumar. Além disso, muitos fumantes têm verdadeira necessidade de acordar mais cedo, ou mesmo despertar no meio da noite para fumar o seu cigarrinho, para tomar sua dose de nicotina, aplacando a ansiedade, mas prejudicando a continuidade do sono.

▪ DURMA O TEMPO SUFICIENTE PARA SE SENTIR BEM

Ficar na cama mais do que o necessário também pode prejudicar o sono da noite seguinte. Procure uma boa qualidade de sono, não quantidade. Apenas 6 horas de sono bem dormido, por exemplo, podem fazer com que você se sinta melhor do que em 8 horas de um sono com interrupções. As necessidades de tempo de sono são individuais. Portanto, mesmo que você tenha dormido menos do que o considerado adequado, 5 horas, por exemplo, se ao acordar você estiver descansado, não há necessidade para que fique tentando dormir mais.

▪ SE VOCÊ TEM PROBLEMAS PARA DORMIR À NOITE, NÃO DURMA À TARDE

Muitas pessoas que praticam a sesta, aquele cochilo à tarde após o almoço, melhoram a produtividade e o humor, não tendo, inclusive, seu sono noturno prejudicado. Uma coisa curiosa ocorre em relação com o progredir da idade e a sesta. O sono que os mais velhos têm à tarde não é a vontade da sesta; trata-se de uma sonolência que persiste mesmo após a sesta. Essa sonolência diurna nos mais velhos costuma ser reflexo do sono inadequado à noite. Naqueles indivíduos que dormem à tarde e têm dificuldade em dormir à noite, convém tentar não dormir à tarde, até que seu relógio biológico se readapte.

■ EVITE "BRIGAR" COM A CAMA

Se, ao se deitar, você tentar e não conseguir dormir, não fique deitado fazendo força para dormir. Isso tende a ser ineficaz e aumentar sua ansiedade, só piorando a situação. Se o relaxamento na cama for difícil para você, levante-se, ou recoste-se e procure fazer algo que lhe seja agradável e, ao mesmo tempo, relaxante. Ler um livro, ouvir uma música suave podem ajudar, assim como meditar ou mesmo fazer uma pequena e leve refeição. Tomar um copo de leite morno, por exemplo. O leite é rico em triptofano e o calor facilita sua absorção. O triptofano é um indutor natural do sono e seu efeito fica potencializado se for ingerido com uma porção de carboidratos – biscoitos, por exemplo, (é a tradicional receita da vovó – biscoitos e leite morno antes de dormir. Essa combinação alimentar, por mais incrível que possa parecer, tem fundamentação científica). O importante é que cada um, aos poucos, encontre sua forma particular de relaxar. Saiba que o sono chega, aparece. O sono sempre quer chegar, basta que nos preparemos para ele.

■ TRANSFORME EM OCUPAÇÕES SUAS (PRÉ)OCUPAÇÕES

Deixe suas preocupações e planos para outro momento que não seja a hora de dormir. Um grande erro é deitar e ficar pensando, compulsivamente, em tudo o que aconteceu durante o dia e tudo o que terá que resolver no dia seguinte. Isso, aliás, é uma coisa totalmente desnecessária, pois, se essas pré-ocupações precisarem ser trabalhadas inconscientemente, não tenha dúvidas, as chances de elas serem material para a elaboração durante os sonhos serão grandes. Não subestime a capacidade do sono e dos sonhos em lhe ajudar a buscar soluções para aquelas coisas que parecem ter surgido só para causar transtornos e gerar preocupações. Se, mesmo assim, houver alguma preocupação que lhe ocupe todo o pensamento, não brigue com ela. Reserve, digamos, 15 minutos para pensar no problema que lhe ocupa. Um método interessante para quem insiste em não confiar na capacidade de elaboração do sono e dos sonhos é, antes de se deitar, escrever uma lista das coisas que deverão ser feitas e seus planos para resolvê-las. Largou a caneta, largou os problemas. Para que ficar com eles se, na manhã do outro dia, impreterivelmente, os reencontrará? Não tente cuidar dos seus problemas justamente na hora de dormir, pois não vai conseguir resolvê-los e nem poderá dormir bem. Além disso, essa preocupação que priva do sono, priva também dos sonhos. E muitas soluções para os problemas da vida surgem, como dissemos, de elaborações realizadas nos sonhos.

■ NÃO USE, POR CONTA PRÓPRIA, REMÉDIOS PARA DORMIR

O uso de substâncias indutoras do sono deve ser feito somente com orientação médica. Eles são indicados apenas por um período curto, quando se deseja controlar uma situação transitória de dificuldade do sono. O abuso dessas medicações é um dos grandes problemas enfrentados pelos especialistas em doenças do sono, pois muitos pacientes já nos chegam em franca dependência química por uso dessas substâncias. Além disso, uma classe de remédios bastante usada para induzir o sono, os benzodiazepínicos, possui o efeito de ser causador de depressão respiratória, mesmo em doses baixas.

Lembre-se disso: os remédios para dormir podem piorar muito o sono das pessoas, diminuindo sua qualidade e agravando os distúrbios respiratórios, pois produzem um maior relaxamento da musculatura respiratória, agravando os sintomas que prejudicam o ato de adormecer harmoniosamente.

■ SE NECESSÁRIO, DESENVOLVA UM RITUAL DE SONO

Vários são os rituais utilizados para se dormir, muitas vezes de forma inconsciente. Nós mesmos, se formos observar como nos preparamos para dormir, perceberemos que há um certo número de atos que realizamos que podem ser considerados rituais. Crianças escutam histórias (muitas vezes lidas pelos adultos que, curiosa mas não infrequentemente, adormecem antes das crianças), alguns lêem ou rezam suas orações antes de dormir. Como são hábitos individuais, cada um deve escolher o seu: procurar escutar uma música, ou tomar uma ducha ou ler um livro para melhor conciliar o sono ajudam a criar um ritual. Quando já estiver deitado, adormecendo, perceba suas pálpebras ficando mais pesadas, seus músculos relaxados. O sono quer chegar, basta que facilitemos um pouco as coisas para ele.

■ CUIDE DE SEU NARIZ

Parece óbvio dizer isso, mas respiramos pelo nariz, e não pela boca. Assim, devemos cuidar para que as narinas, as entradas de ar, estejam sempre bem desimpedidas. Aproveite o momento do banho para fazer uma boa higiene nas narinas. Com a água morna abundante, as secreções tornam-se menos ressecadas e mais fáceis de serem removidas. Algumas pessoas com obstruções anatômicas do nariz podem ser beneficiadas pelo uso de dispositivos chamados de expansores nasais, os mesmos utilizados por desportistas, para facilitar a respiração. Reserve, para último caso, a utilização das medicações pinga-pinga e evite, a todo custo, o uso de vasoconstrictores nasais, por terem substâncias consideradas estimulantes, por exemplo, a efedrina.

■ CONCLUSÃO

Todas essas dicas acima podem ser importantes para quem tem dificuldades para dormir. São medidas gerais que, na verdade, deveriam ser seguidas por todos nós, tentando tornar este período em que passamos dormindo mais harmônico e prazeroso, além de mais eficaz e saudável.

Essas recomendações devem ser seguidas não só para aquele que já tem um distúrbio do sono crônico. Devem ser seguidas, principalmente, por quem já ronca ocasionalmente e por quem vem apresentando pequenas e incipientes dificuldades para dormir. O cumprimento dessas recomendações pode, por si só, ser suficiente para a melhora dos roncos.

24
Distúrbios Respiratórios do Sono em Crianças

*"Boi, boi, boi, boi da cara preta,
pegue esse menino que tem medo de careta."*

Acalanto, música de Dorival Caymmi

Alterações respiratórias durante o sono são bastante comuns em crianças, a maioria transitória e sem repercussões clínicas. É bom lembrar que uma em cada dez crianças ronca, mas quando o ronco é suave e não provoca desconforto respiratório; isso não significa distúrbio. Mas é mais fácil encontrar um portador de distúrbio respiratório do sono nas crianças que roncam do que nas que não roncam. E será nelas que outras alterações deverão ser procuradas.

Nos casos em que haja apneia, as alterações na quantidade e qualidade do sono podem interferir em diversas funções intelectuais e de crescimento da criança. Normalmente este diagnóstico não é suspeitado pelos pais e, quando o é, costuma ser confundido com outras doenças. Daí o alerta. É importante verificar se a criança tem um sono tranquilo, contínuo e confortável; e se passa o dia sem sonolência e sem outras alterações do comportamento.

■ Obstrução respiratória

Uma causa comum de obstrução respiratória em crianças é o crescimento exagerado das tonsilas e adenoides. Localizadas na mucosa do naso e orofaringe, essas estruturas podem crescer exageradamente, levando a algum grau de obstrução da passagem de ar.

A asma também pode ser um fator precipitante de uma crise de apneia; é o que vários estudos têm indicado.

■ **Alteração de comportamento da criança (TDAH, sonolência diurna, déficit de aprendizado) ou consequências diurnas da apneia?**

Atualmente existe um diagnóstico bastante controverso na pediatria e na psiquiatria, que é o Transtorno do Déficit de Atenção e Hiperatividade, o TDAH. Controverso porque, embora seja incontestável verificar seus sintomas num número significativo de crianças (alterações do comportamento como desatenção, agitação excessiva, sonolência diurna, dificuldades de aprendizado), o tratamento atual tem como objetivo usar medicações psiquiátricas para combater esses sintomas, mas não as suas causas. Atualmente já sabemos que muitas dessas crianças apresentam, na verdade, distúrbios respiratórios durante o sono, e que boa parte delas, uma vez resolvidas suas apneias, não precisarão realizar nenhum tipo de tratamento psiquiátrico, medicamentoso ou não.

■ **Quando investigar?**

Como já vimos, uma criança que ronca tem uma chance em dez de ter distúrbio respiratório do sono. O ronco é um sinal de fácil observação pelos pais, assim como existem outros que poderão revelar, ou descartar, a hipótese diagnóstica de apneia. A suspeita independe da idade, mas os sinais e sintomas verificados em cada etapa do crescimento e do desenvolvimento podem variar.

A característica do ronco é importante. Se for suave, provavelmente não revela nenhum problema. Independente da idade da criança, deveremos investigar se forem rudes, intensos, prolongados ou intervalados por pausas respiratórias; se estiverem acompanhados de movimentos, de tentativas de mudar de posição, de pequenos despertares.

A voz pode ser modificada por obstrução das vias respiratórias, mas os pais nem sempre percebem isso como alteração, pois o problema cresceu com a criança.

Dificuldades em ganhar peso pode ser um sintoma, e crianças acima de 5 anos de idade já podem manifestar alterações tipicamente encontradas nos adultos, como obesidade e hipertensão.

Devemos considerar, também, todas formas de alterações do comportamento (distração, agitação, agressividade, depressão), de dificuldades de aprendizado e de sonolência diurna.

■ **Diagnóstico**

Uma boa avaliação com o pediatra poderá definir o diagnóstico. Se for verificado um aumento excessivo de adenoides ou tonsilas, a cirurgia poderá ser a melhor opção de tratamento. Neste caso, estará indicado um otorrinolaringologista com experiência no tratamento de crianças.

O pediatra poderá indicar, também, a realização de um exame de polissonografia pediátrico, a fim de estabelecer o espectro do problema. Filmar (imagem e som) a criança dormindo e conseguir flagrar um momento de ronco ou apneia pode ser útil, mas não é fundamental para o diagnóstico.

Algumas alterações genéticas podem facilitar o surgimento de alterações respiratórias durante o sono. Por isso é recomendado que pais de crianças portadoras de Síndrome de Down estejam atentos a isso.

No mais, alterações frequentes no adulto portador de apneia (obesidade, hipertensão, intolerância à glicose) não são encontradas com frequência em jovens, mas podem estar presentes se o distúrbio "crescer" com a criança.

▪ Tratamento

Uma vez estabelecido o diagnóstico de distúrbio respiratório do sono na criança, todas as condições clínicas que podem afetar a respiração harmônica deverão ser tratadas ou corrigidas.

Qualquer esporte melhora a capacidade respiratória da criança, mas a natação continua sendo a atividade de excelência. Para nadar é fundamental estar com as vias respiratórias desobstruídas e em seu funcionamento ideal. Por conta disso, a criança que convive desde cedo com o ambiente aquático é capaz de cuidar melhor de seu sistema respiratório: saberá fazer uma higiene nasal melhor que as outras crianças, ficando menos vulnerável às secreções e entupimentos provocados por alérgenos, resfriados e gripes. A única ressalva é avaliar a adaptação à piscina de crianças com rinossinusite alérgica ou com a mucosa sensível ao cloro. Além disso, os exercícios podem contribuir para uma eventual e necessária perda de peso, o que, diretamente, pode melhorar um quadro de apneia, constituindo-se num fator importante do tratamento.

Em casos nos quais a obstrução nasal é evidente, além de esportes e cirurgia, o uso de medicações (corticoides tópicos) pode estar indicado para os casos de alergia e de sensibilidade a irritantes presentes na atmosfera.

O fluxo contínuo de ar para as narinas da criança com o aparelho de CPAP nasal *(continuous positive airway pressure)* pode ser indicado para crianças que, mesmo após a cirurgia, apresentam sintomas de distúrbios respiratórios; e mesmo para alguns casos onde os exames realizados foram normais, mas os sintomas persistem, o CPAP pode ser indicado como prova terapêutica, pois não apresenta nenhum efeito colateral.

25

Distúrbios Respiratórios do Sono e Medicações Usadas no Brasil para Tratamento de Insônia

"Because this is thriller, thriller night, and no one's gonna save you."

Thriller, música de Michael Jackson

O Brasil é o país que mais utiliza medicações de forma errada com pretensas funções ansiolíticas (calmantes) e hipnóticas (soníferos). Além de não melhorarem o sono, podem precipitar ou agravar um quadro de apneia.

Os benzodiazepínicos são o grupo farmacológico mais procurado para este fim, e seu representante mais conhecido é o diazepam. Mas foi um outro, o clonazepam, que se tornou, nos últimos anos, uma das três medicações mais vendidas em farmácias. Em algumas regiões do país foi a mais vendida, superando os analgésicos! Outros representantes do grupo: alprazolam, cloxazolam, lorazepam, bromazepam, midazolam, flunitrazepam e oxazepam.

■ O "desesperado por sono"

As iniciais sensações de melhora do sono e da ansiedade produzidas pelos benzodiazepínicos fazem muitas pessoas acreditarem que só essas substâncias serão capazes de lhes devolver a harmonia emocional e do sono. Mas não é bem isso o que acontece. O uso contínuo dessas substâncias caracteriza uma relação de dependência química, situação devidamente incluída no CID (Código Internacional das Doenças) com a classificação "F-13" (Transtornos mentais e comportamentais em virtude do uso de substâncias sedativas ou hipnóticas). Ou seja: **o uso contínuo de benzodiazepínicos como medicação para distúrbios do sono não é tratamento, mas dependência química.**

■ Objetivo deste capítulo

Este capítulo é dirigido às pessoas que, por automedicação ou por prescrição médica, usam medicações benzodiazepínicas para dormir. O objetivo é oferecer uma ferramenta de autocuidado, que as possibilitará abandonar, definitivamente, o uso dessas substâncias para a indicação equivocada de tratamento de distúrbios do sono/apneia.

■ Efeitos adversos dos benzodiazepínicos

Os benzodiazepínicos são capazes de provocar depressão respiratória e, em consequência, agravar um quadro de apneia. Além disso, seu uso prolongado causa prejuízos na atenção e na capacidade de aprendizado, bem como lentifica os reflexos e as respostas adequadas aos estímulos do meio. Prejudica, por exemplo, a direção de automóveis, embarcações ou aeronaves. E, ao final das contas, compromete a qualidade do sono, o que é facilmente verificado quando se realiza um estudo polissonográfico em paciente em uso dessas substâncias.

■ Como suspender o uso de um benzodiazepínico

Não se interrompe *subitamente* o uso do diazepam, clonazepam ou outras medicações do grupo, quando sua utilização for por um período maior que duas semanas. A explicação é que essas substâncias são semelhantes a moléculas normalmente produzidas pelo sistema nervoso, e o organismo se ajusta à sua chegada. Se a medicação é retirada abruptamente, pode surgir um quadro de abstinência, caracterizado por insônia, alterações no humor, ansiedade exagerada, irritabilidade, tremores e dores musculares. Podem surgir, também, vômitos e, em casos mais graves, convulsões. Ou seja, a síndrome de abstinência por benzodiazepínicos pode ser um estado grave.

■ Como evitar a síndrome de abstinência potencialmente causada pela retirada dos benzodiazepínicos

Da mesma forma que o organismo se adaptou a receber o diazepínico (deixando de produzir substâncias normalmente existentes no sistema nervoso), o estado normal poderá ser recuperado num período relativamente curto. Será o tempo necessário para reduzir, aos poucos, a dose da medicação, antes de interromper seu uso definitivamente.

Não importa qual o benzodiazepínico utilizado ou a sua dose, a redução deverá ser gradual para todos que o utilizam por duas semanas ou mais. É aconselhável que se faça a redução com bastante rigor, não antecipando o que foi programado (isso, definitivamente, não será necessário em nenhum caso). A suspensão gradual diminui tanto o desconforto físico quanto o psicológico da retirada.

■ Iniciando a redução gradual dos benzodiazepínicos

Comunique a seu médico a intenção de reduzir e, posteriormente, suspender o uso dessas medicações. Converse atentamente com ele sobre seus temores, sobre os efeitos da retirada, sobre a síndrome de abstinência. É importante você tentar rememorar o início de seu uso e colocar na balança eventuais efeitos positivos alcançados com seus efeitos negativos. Isso ajudará que você verifique se os problemas que motivaram sua introdução foram resolvidos ou continuam.

■ Suspensão dos Benzodiazepínicos

O ideal é que lhe seja fornecida a quantidade exata de medicação a ser usada naquela semana. Semanal também deverá ser a frequência ideal das consultas médicas neste período. Você poderá combinar com seu médico que a medicação ficará com ele, e lhe será repassada apenas a dose semanal programada.

A taxa de redução, em geral, é de uma quarta parte da dose usual por semana. Assim, se você usa um comprimido de diazepam 10 mg por noite, a dose na primeira semana será de 7,5 mg (pode ser obtida, obviamente, fracionando-se o comprimido em quatro partes e tomando três, ou usando um comprimido e meio do de 5 mg). Se você usar a medicação em dias intercalados, use também a dose reduzida, em sua periodicidade usual.

O dia bom para começar essa atividade é o seguinte à consulta, pois você receberá do médico a nova dose. Em nosso exemplo, o usuário de diazepam 10 mg interromperia o uso em quatro semanas apenas. E essa taxa de redução é capaz de não gerar desconfortos físicos ou psíquicos, bem como os quadros de abstinência.

Em pacientes que usam mais de um benzodiazepínico, por exemplo diazepam e clonazepam, reduz-se uma medicação de cada vez, na mesma proporção de uma quarta parte por semana.

■ Conclusão

Nada melhor do que sentir que o organismo retomou o controle de suas funções físicas e psíquicas, sem a necessidade ilusória de medicações que, sabidamente, podem produzir doenças e desconfortos. O exame de polissonografia em vigência do uso de benzodiazepínicos pode comprovar os efeitos prejudiciais dessas substâncias, agravando os distúrbios respiratórios do sono. Mas sua realização será desnecessária na maioria dos casos, pois seus efeitos prejudiciais podem ser levantados durante a anamnese e o exame físico com seu médico de confiança.

26
Considerações Finais

"O que terminou não foi um século, mas uma civilização."

José Saramago

Uma doença que aumenta a mortalidade e as internações hospitalares, que desencadeia acidentes automobilísticos, profissionais e industriais, que diminui a produtividade das empresas, que desagrega as relações familiares, deveria ser encarada como um problema inadiável a ser combatido. O diagnóstico e o tratamento dos roncos e da apneia, a partir dos conhecimentos aqui apresentados, se constituem, desde já, em prioridade para todos nós, médicos, familiares e pacientes.

Como vimos, o ronco não pode ser mais considerado, estritamente, um simples ruído. Apresentamos os caminhos pelos quais o ronco pode levar seus portadores a grandes prejuízos pessoais e profissionais. O ronco sempre foi um problema de saúde. Se antes não sabíamos disso, é um ônus que as gerações passadas não terão mais como cobrar. O importante é que hoje sabemos o que está envolvido com quem ronca e temos como tratar: é um presente que nossa geração deixa para a saúde da próxima geração.

Temos consciência de que há, ainda, um longo caminho a percorrer com nosso trabalho, nossos estudos e nossas pesquisas. Sabemos, porém, que o importante é começar e informar. Tornar esse conhecimento acessível ao público; é a isso que nós nos propusemos com esse livro. Os conhecimentos aqui apresentados terão que percorrer, ainda, um longo caminho para que produzam ações que modifiquem nossas atitudes de hoje. O médico não deve mais ser o senhor onipotente de suas verdades, nem deve praticar o que se chama "reserva de saber". Há uma busca cada vez maior da população por informações de qualidade, amparadas por pesquisas científicas sérias e verificáveis. E essa busca deve ser atendida.

Outras doenças, além do ronco e da apneia do sono, também têm seus resultados científicos divulgados em tempo real, tanto para a comunidade médica quanto para o público interessado. Estamos numa nova era, num novo tempo, onde as informações estão mais acessíveis e não mais se deve cultivar o desconhecimento em relação aos próprios problemas. *Gnothi Seauton*, como diziam os gregos, "Conhece-te a ti mesmo"!

A ignorância e a desinformação tornam-se, a cada dia, menos adequadas ao nosso tempo. Divulgando o que sabemos, cumprimos o nosso papel. Apresentando com esse livro a evolução dos estudos nesta área da Medicina, esperamos ter contribuído, em algum aspecto, para a melhora do sono e da vida de quem leu este trabalho.

Boa noite de sono a todos!

27
Glossário

"Sem saber a força das palavras, é impossível conhecer os homens."

Confúcio

Alterações Cognitivas – alterações na capacidade de executar ou de aprender uma tarefa, envolvendo aspectos amplos do intelecto (memória, capacidade laborativa, resistência à fadiga).

Alterações da Personalidade – comportamentos apresentados por uma pessoa que, embora até socialmente aceitos, produzem prejuízos de ordem pessoal e social.

Angina *Pectoris* – *angina*: dor; *pectoris*: no peito (do coração).

Apneico(s) – neologismo do jargão médico que designa as pessoas que são portadoras de apneia.

Atividade Cerebral – atividade do cérebro.

Cafeína e Derivados Xantínicos – substâncias naturais que são estimulantes do sistema nervoso. A cafeína é encontrada no café, principalmente, e os derivados xantínicos no chocolate e chás.

Cérebro – maior órgão do sistema nervoso, totalmente localizado na caixa craniana, é dividido em dois hemisférios e é responsável pelos comandos motores, pela interpretação das sensações e pelo processamento das atividades intelectuais.

Cérebro, Encéfalo e Sistema Nervoso Central – essas três estruturas neurológicas são admitidas, muitas vezes, para efeitos didáticos, como sinônimos neste livro. Contudo, nesse glossário, apresentaremos, de forma resumida, suas diferenças.

Compostos da Coagulação – substâncias que promovem a coagulação sanguínea.

Coração – órgão do corpo humano responsável pelo bombeamento do sangue.

Diafragma – músculo do corpo humano, em formato de uma ogiva, que divide o tórax do abdome e é de vital importância à execução dos movimentos respiratórios.

Efeito Colateral – efeito indesejado de um tratamento.

Eletroencefalograma – exame que registra a atividade elétrica cerebral.

Encéfalo – compreende o cérebro, o cerebelo (responsável pela coordenação motora) e o tronco cerebral (situado entre o cérebro e a medula espinal, responsável pelas atividades chamadas de automáticas: controle dos batimentos cardíacos, do automatismo da respiração, do controle da temperatura, da regulação dos ciclos sono-vigília).

Endotélio – a camada de células que recobre internamente os vasos sanguíneos.

Estados Depressivos – condições em que a pessoa se sente com o humor alterado, com uma tristeza de proporções inadequadas ou inexplicadas por algum acontecimento ou evento em que ela, porventura, esteja envolvida.

Exames de Imagem – Ressonância magnética, tomografia computadorizada, Ecocardiograma (com ou sem Doppler), cintigrafia, exames radiológicos.

Glicemia – taxa de açúcar no sangue.

Hipoglicemiantes Orais – medicações que, como o nome está dizendo, têm a capacidade de baixar (hipo) a glicose e são administradas por via oral.

Impotência Sexual – incapacidade que o homem tem de iniciar ou de manter em ereção seu pênis, e levar a termo uma relação sexual.

Incidência – número de casos novos de uma determinada doença.

Insone – designação dada à pessoa que tem dificuldades para dormir, com insônia.

Insônia – um grande grupo de condições nas quais as pessoas se queixam de demorar a iniciar o sono, ou acordar antes da hora e/ou ter um sono fragmentado, com estas condições se repetindo, continuamente, ao longo de dias.

Lipídios – gordura.

Medula Espinal – parte do sistema nervoso localizada dentro da coluna vertebral.

Mulheres em Idade Fértil – são aquelas mulheres que apresentam ciclos menstruais potencialmente ovulatórios, ou seja, ciclos menstruais com óvulos, e assim consideradas férteis, capazes de engravidar. De uma maneira simplificada, são aquelas mulheres com menstruação: a adolescente, desde a sua primeira menstruação (a menarca), e a mulher madura, em sua última menstruação (telarca).

Nervos Motores – nervos que conectam o sistema nervoso central aos músculos.

Neurociência – ramo da ciência que se ocupa do estudo do sistema nervoso e de suas funções.

Orelha – como é chamado o órgão de audição humano, que é conhecido no vocabulário leigo como ouvido.

GLOSSÁRIO

Palato Duro – tecido ósseo que divide o nariz da boca (mais anterior ao palato mole).

Palato Mole – tecidos fibromusculares que dividem a cavidade nasal (nasofaringe) da cavidade oral (orofaringe).

Polissonografia – modalidade de exame que se utiliza do polissonógrafo para registrar e analisar as funções fisiológicas durante o sono.

Prevalência – número total de casos de uma determinada doença (casos novos + casos antigos).

Ressonância Magnética (Funcional) – modalidade de exame que se utiliza das propriedades eletromagnéticas das moléculas que formam nossas células, para captar não só a imagem tridimensional de órgãos e sistema circulatório de nosso corpo, mas também para mapear áreas cerebrais que estão ativas durante a aplicação de certo estímulo (cheiro de comida boa × cheiro desagradável, por exemplo), ou envolvidas na execução de determinada função (ativação muscular na hora de despertar, por exemplo).

Roncador(es) – neologismo do jargão médico que designa as pessoas que roncam.

Sequelas – alterações permanentes que se caracterizam por levar a uma alteração funcional ou estética do tecido, órgão ou sistema acometido.

Sistema Coração-Pulmões – sistema circulatório formado pelo coração, pulmões e os vasos sanguíneos particulares à comunicação desses órgãos. Conecta-se ao restante do sistema circulatório do corpo pelas Veias Cavas e pela Artéria Aorta.

Sistema Nervoso Central – compreende todo o encéfalo e a medula espinal.

Sono REM – período do sono onde é verificada a ocorrência de sonhos. Se caracteriza pela execução involuntária de movimentos rápidos dos olhos (da sigla em inglês *Rapid Eyes Moviment*).

Tecidos do Corpo – um conjunto organizado de células formam um tecido. Os tecidos, por sua vez, formam os órgãos do corpo. Os órgãos formam os sistemas. Assim, por exemplo, temos o sistema cardiovascular, o *órgão* coração e o *tecido* miocárdio.

Tonsilas Palatinas e Adenoides – tecido encontrado nas cavidades oral e nasal, respectivamente, que são responsáveis pela defesa imunológica do local.

Vigília – tempo ou estado em que se está acordado.

Bibliografia

American Academy of Sleep Medicine. Sleep-related breathing disorders in adults: recommendations for syndrome definition and measurement techniques in clinicai research. *Sleep* 1999;22(5):667-89.

American Thoracic Society. Indications and standards for use of nasal continuous positive airway pressure (CPAP) in sleep apnea syndromes. *Am J Respir Crit Care Med* 1994;150:1738-45.

Catlin G. *Breath of life or mal-respiration and its effects upon the enjoyments and life of man*. New York, NY: John Wiley and son, 1872.

Dickens C. *As aventuras do Sr. Pickwick*. São Paulo: Abril cultural, 1971. Tradução de Otávio Mendes Janado.

Freud S. *A interpretação dos sonhos*. Rio de Janeiro: Imago, 1999. Tradução de Walderedo Ismael de Oliveira.

Kleitman N. *Sleep and wakefulness*. Chicago, ILL: University of Chicago Press, 1963. p. 48-52.

Kryger MH, Roth T, Dement WC. *Principles and practice of sleep medicine*. 3rd ed. Philadelphia: WB Saunders, 2000.

Lugaresi E, Cirignotta F, Coccagna G *et al.* Some epidemiological data on snoring and cardiocirculatory disturbances. *Sleep* 1980;3:221-24.

Martinez D. *Como vai seu sono*. Porto Alegre: AGE, 2001.

Pinto JA. *Ronco e apnéia do sono*. Rio de Janeiro: Revinter, 2000.

Reimão R. *Sono: estudo abrangente*. 2ed. São Paulo: Ateneu, 1996.

Veríssimo LF. *Histórias brasileiras de verão*. Rio de Janeiro: Objetiva, 1999.

Índice Remissivo

Os números em *itálico* referem-se às Figuras ou Tabelas.

■ A

Acidente(s)
  de trânsito, 51
    mais graves, 51
    e sonolência ao volante, 51
  seguros contra, 51
    dormir ao volante e, 51
  sonolência e, 50
Ácido(s)
  graxos, 116
    trans, 116
Acordar
  manter horários para, 125
    regulares, 125
Adenoide(s), 143
Alimentação
  cuide da, 126
Alteração(ões)
  cognitivas, 18, 141
  de comportamento, 132
    da criança, 132
      déficit de aprendizado, 132
      sonolência diurna, 132
      TDAH, 132
  de personalidade, 19, 141
  do metabolismo, 42
    que a apneia produz, 42
    que os roncos produzem, 42
  emocionais, 97-103
    de quem ronca, 97-103
    de quem convive com, 97-103
    do comportamento, 100
    emocionais, 99

  psicossomáticas, 99
  psíquicas, 99
  pela apneia, 70
    anatômicas, 70
    metabólicas, 70
    respiratórias, 31
Ambiente
  adequado, 126
  ao sono, 126
    mantenha um, 126
Angina
  pectoris, 76, 141
Angioplastia, 73
Apneia, 19
  consequência clínicas da, 45-47
    de surgimento, 45, 46
      precoce, 45
      tardio, 46
    repercussões, 47
      cardiovasculares, 47
      em outros órgãos, 47
  do sono, 65, 89-96
    consequências sociais da, 93-96
    estatísticas, 93
    fatores da, 89-92
      agravantes da, 89-92
      de risco, 89-92
    obesidade, 91
    obstrução nasal e, 89
    repercussão econômica, 94
    repercussões metabólicas por, 65
    tabagismo, 90
    trabalho e, 94

  fisiopatologia da, 32
    conceito de, 32
    entendendo o, 32
  obstrutiva do sono, 37-43, 113-124
    alterações do metabolismo por, 42
    homo sapiens, 39
      versus *homo roncador*, 39
    junto com os roncos, 40
    não faz barulho?, 40
    neanderthais, 39
      versus *homo sapiens*, 39
    por que não roncamos?, 40
      acordados, 40
    por que só na espécie humana?, 37
    quem ronca dorme mal, 42
    tratamento específico dos, 113-124
      ácidos graxos trans, 116
      atividade física, 117
      dieta, 114
      doenças cardiovasculares, 118
      modalidades de, 120
      perder peso, 113
      táticas de quem convive, 118
    vias respiratórias
      humanas, 37, 41
      anatomia das, 37
      entre o cérebro e as, 41
  radicais livres e, 60
  testemunhada, 16

147

ÍNDICE REMISSIVO

Apneico(s), 141
Atividade
  cerebral, 49-52, 141
    consequências dos roncos na, 49-52
      acidentes, 50
        de trânsito, 51
      dormir ao volante, 51
      no sono profundo, 49
      no sono superficial, 49
      por que tanto médico ronca, 52
      prejuízo intelectual, 51
      sonolência, 50
  física, 117
    no tratamento, 117
      da apneia obstrutiva, 117
      dos roncos, 117

■ B

Bebida(s)
  alcoólicas, 127
    evite à noite, 127
Benzodiazepínico
  efeitos adversos, 136
  redução dos, 137
    gradual, 137
  síndrome de abstinência, 136
    como evitar, 136
  suspensão dos, 137
  uso do, 136
    como suspender, 136

■ C

Cafeína, 141
Cama
  evite brigar com, 128
Cansaço
  diurno, 18
Cefaleia
  diurna, 18
Cérebro, 141
  encéfalo, 141
    sistema nervoso central, 141
Cirurgia(s)
  de ponte de safena, 73
Composto(s)
  da coagulação, 141
Coração, 141
Corpo
  tecidos do, 143

CPAP nasal (Pressão Positiva Continua de Ar pelas Narinas), 122
  aparelho de, *124*
Criança(s)
  distúrbios respiratórios em, 131-133
    do sono, 131-133
      alteração de comportamento, 132
      diagnóstico, 132
      obstrução respiratória, 131
      quando investigar, 1332
      tratamento, 133

■ D

Déficit
  de aprendizado, 132
    na criança, 132
Deitar
  manter horários para, 125
    regulares, 125
Derivado(s)
  xantínicos, 141
Derrame
  cerebral, 76
Desconforto
  sensação de, 17
    por distúrbio do sono, 17
    por pesadelo, 17
Despertar
  processo de, 41
    estrutura intermediária, 41
Dia a Dia
  de quem ronca, 105-108
    alguns indicativos, 106
    ao lado na cama, 107
      o dilema de quem gosta, 107
    como encarar a realidade, 105
    discurso se repete, 105
Diabete(s), 79
Diafragma, 141
Dieta
  no tratamento, 114
    da apneia obstrutiva, 114
    dos roncos, 114
Dispositivo
  oral, 122, *123*
Distúrbio(s)
  do sono, 11-14, 31-36, 57-63, 71-74, 83, 98
    avaliação clínica dos, 98
    desvendando os, 31-36

    alterações respiratórias, 31
    fisiopatologia da apneia, 32
  dormir bem, 12
    o que é?, 12
  e morte súbita, 83
  e radicais livres, 57-63
    versus vasos sanguíneos, 57-63
  o que são?, 11
  portador de, 13
    avaliação individual, 13
  problemas
    cardiovasculares por, 71-74
      via produção de radicais livres, 71-74
  quais são os?, 12
  respiratório do sono, 57, 131-133, 135-137
    e medicações para insônia, 135-137
      no Brasil, 135-137
    e produção de radicais livres, 57
    em crianças, 131-133
      alteração de comportamento, 132
      diagnóstico, 132
      obstrução respiratória, 131
      quando investigar, 1332
      tratamento, 133
  sexuais, 46
    por apneia, 46
    por roncos, 46
Doença(s)
  cardiovasculares, 118
    no tratamento, 118
      da apneia obstrutiva, 118
      dos roncos, 118
  desfazendo antigos equívocos, 85-87
    determinismo, 85, 87
    alimentar, 87
    genético, 85
  do coração, 72, 74
    estudo das, 72
      ronco no, 72
    no envelhecimento, 74
  por apneia, 46, 73, 74
    cardiovasculares, 46, 73, 74
    sexuais, 46
    sistêmicas, 46
  por roncos, 46, 73, 74

cardiovasculares, 46, 73, 74
sexuais, 46
sistêmicas, 46
relacionando com, 75-83
apneia, 75-83
condições humanas, 75-83
ronco, 75-83
vasculares, 76
angina *pectoris*, 76
derrame cerebral, 76
hipertensão arterial, 76
infarto, 76
agudo do miocárdio, 76
mesentérico, 76
versus hormônios femininos, 80
e menopausa, 80
cardíacas, 80
de envelhecimento, 80
Dois Tabus
homem impotente, 109-111
mulher que ronca, 109-111
Dor (es)
musculares, 59
após exercícios, 59
radicais livres e, 59
Dormir
ao volante, 51
e os seguros contra acidentes, 51
melhor, 125-130
dicas gerais para, 125-130
ambiente adequado ao sono, 126
cuide
da alimentação, 126
do nariz, 129
desenvolva um ritual de sono, 129
evite, 127
bebidas alcoólicas, 127
brigar com a cama, 128
fumar à noite, 127
fazer exercícios regularmente, 126
manter horários regulares, 125
para acordar, 125
para deitar, 125
não durma à tarde, 127
não use remédios para dormir, 129
por conta própria, 129
para se sentir bem, 127

tranquilidade do local onde dorme, 126
transforme em ocupações, 128
as (pré)ocupações, 128
o ato de, 5-9
acordar cansado, 8
o que acontece quando dormimos, 7
com nosso corpo, 7
com nossos sentidos, 7
o que é?, 5
podemos ficar sem?, 8
por que dormimos?, 5
sonhos, 7
o que são?, 7
sono, 6
durante toda a noite, 6
durante toda a vida, 7
profundo, 7
superficial, 7
viver bem a noite, 5
para viver o dia, 5
relação entre, 53
e descansar, 53
e sonhar, 53

■ E

Efeito
colateral, 142
Eletroencefalograma, 142
Encéfalo, 141, 142
Endotélio, 142
Engasgo
noturno, 16
Envelhecimento
doenças do, 80
coração e, 74
versus hormônios femininos, 80
e menopausa, 80
radicais livres, 75
roncos, 75
Estado(s)
depressivos, 19
Estatística(s)
dimensionando a questão, 93
da apneia do sono, 93
Exame(s)
clínico, 15-19
como sinais, 15
como sintomas, 15
distúrbio que vem antes, 19
orgânico?, 19
subjetivo?, 19

múltiplos, 19
sinais, 19
sintomas, 19
que alterações procurar?, 15
em quem ronca, 15
queixas, 16, 18
diurnas, 18
noturnas, 16
sensação de desconforto, 17
distúrbio do sono?, 17
pesadelo?, 17
de imagem, 142
Exercício(s)
faça regularmente, 126

■ F

Falta de Ar
noturna, 16
Fluxo de Ar
angulação do, *39*
das narinas, *39*
até os pulmões, *39*
Fumar
evite à noite, 127

■ G

Glicemia, 142

■ H

Hábito(s)
alimentares, 77
Hipoglicemiante(s)
orais, 142
Homem
impotente, 109-111
Homo sapiens
neanderthais versus, *39*
versus homo roncador, *39*
Hormônio(s)
e metabolismo, 65-70
apneia por alterações, 70
anatômicas, 70
metabólicas, 70
leptina, 67
radicais livres inibindo a, 67
obesidade, 70
por ronco, 70
repercussões metabólicas, 65
por apneia do sono, 65

ÍNDICE REMISSIVO

por roncos, 65
femininos, 80
doenças *versus*, 80
cardíacas, 80
do envelhecimento, 80
Humor
depressivo, 19

■ I

Impotência, 19
sexual, 110, 142
masculina, 110
Incidência, 142
Infarto
do miocárdio, 73
Insone, 142
Insônia, 142
medicações para tratamento da, 135-137
no Brasil, 135-137
distúrbios respiratórios do sono e, 135-137

■ L

Laringe
pregas vocais na, 27
Leptina
ação da, 67
radicais livres inibindo a, 67
Lesão(ões)
metabólicas, 60
por apneia, 60
por roncos, 60
moleculares, 59
por variação do oxigênio, 59
afetam órgãos inteiros, 59
Lipídio(s), 142

■ M

Mecanismo
de produção dos roncos, 25-29
como são produzidos?, 25
mesmo que a voz?, 27
local de, 27
órgão de, 27
musculatura, 27
da garganta, 27
todo ronco é igual?, 28
Medula
espinal, 142

Menopausa
doenças *versus*, 80
cardíacas, 80
do envelhecimento, 80
Metabolismo
alterações do, 42
que a apneia produz, 42
que os roncos produzem, 42
hormônios e, 65-70
apneia por alterações, 70
anatômicas, 70
metabólicas, 70
leptina, 67
radicais livres inibindo a, 67
obesidade, 70
por ronco, 70
repercussões metabólicas, 65
por apneia do sono, 65
por roncos, 65
Monitorização(ões)
simultâneas, 14
da polissonografia, 14
Morte
súbita, 83
distúrbios do sono e, 83
Movimento(s)
e sono, 54
respiração e, 54
enquanto se dorme, 16
Mulher(es)
em idade fértil, 142
que ronca, 109-111
Musculatura
da garganta, 27
durante o sono, 27

■ N

Nariz
cuide do, 129
nCPAP *(Nasal Continuous Positive Airway Pressure)*, 122
Neanderthais
versus homo sapiens, 39
Nervo(s)
motores, 142
Neurociência, 142
Nosso Corpo
o que acontece com o, 7
enquanto dormimos, 7
Nosso(s) Sentido(s)
o que acontece com os, 7
enquanto dormimos, 7

■ O

Obesidade, 81
e apneia do sono, 91
ronco causador de, 70
Obstrução
nasal, 89
e apneia do sono, 89
respiratória, 131
em crianças, 131
Orelha, 142
Óxido
nítrico, 77
redução do, 77
apneia e, 77
ronco e, 77
Oxigênio
variação do, 59
lesões moleculares por, 59
afetam órgãos inteiros, 59

■ P

Palato
duro, 143
mole, 143
Parassonia(s), 13
Perder Peso
no tratamento, 113
da apneia obstrutiva, 113
dos roncos, 113
Polissonografia, 143
monitorizações das, 14
simultâneas, 14
Ponte de Safena
cirurgias de, 73
Prega(s)
vocais, 27
na laringe, 27
Prejuízo
intelectual, 51
roncos e, 51
sono e, 51
Prevalência, 143
Problema(s)
cardiovasculares, 71-74
por distúrbios do sono, 71-74
via produção de radicais livres, 71-74

■ Q

Queixa(s)
de quem ronca, 97-103
de quem convive com, 97-103

ÍNDICE REMISSIVO

inespecíficas, 99
  emocionais, 99
  psicossomáticas, 99
  psíquicas, 99
diurnas, 18
  alterações, 18, 19
  cognitivas, 18
  de personalidade, 19
  cansaço, 18
  cefaleia, 18
  estados depressivos, 19
  impotência, 19
  sonolência excessiva, 18
noturnas, 16
  apneia testemunhada, 16
  engasgo, 16
  falta de ar, 16
  movimentos, 16
  ronco, 16
Radical(is) Livre(s)
  ação da leptina inibida por, 67
  alvo de lesões metabólicas, 60
    por apneia, 60
    por roncos, 60
  combater os, 73
    nosso organismo, 73
  como afetam as células, 58
  como surgem os, 58
  distúrbios do sono e, 57-63, 71-74
    problemas cardiovasculares por, 71-74
      via produção de, 71-74
    versus vasos sanguíneos, 57-63
  e dores musculares, 59
    após exercícios, 59
  lesões moleculares, 59
    por variações do oxigênio, 59
      afetam órgãos inteiros, 59
  produção de, 57
    distúrbio respiratório e, 57
    do sono, 57

■ R

Refluxo
  gastroesofágico, 17
    durante o sono, 17
Remédio(s)
  para dormir, 129
    não use, 129
    por conta própria, 129

Repercussão(ões)
  cardiovasculares, 47
    da apneia, 47
    do ronco, 47
  em outros órgãos, 47
    da apneia, 47
    do ronco, 47
Respiração
  com roncos, 1
  movimento, 54
  e sono, 54
  normal, 1
  quando dormimos, 32
Ressonância
  magnética, 143
  funcional, 143
Ritual
  de sono, 129
Roncador(es), 143
Roncar
  é normal?, 1-3
  alterações por roncos, 2
    no organismo, 2
  respiração, 1
    com roncos, 1
    normal, 1
Ronco(s), 16, 19
  alterações por, 2, 42
    do metabolismo, 42
    no organismo, 2
  apneia e, 40
  como acontece, 1
  consequência, 45-47, 49-56
    clínicas dos, 45-47
    de surgimento, 45, 46
      precoce, 45
      tardio, 46
    repercussões, 47
      cardiovasculares, 47
      em outros órgãos, 47
  na atividade cerebral, 49-52
    acidentes, 50
      de trânsito, 51
    dormir ao volante, 51
    no sono
      profundo, 49
      superficial, 49
    por que tanto médico ronca, 52
    prejuízo intelectual, 51
    sonolência, 50
  nos sonhos, 53-56
    descansar e, 53
    dormir e, 53
    e poder de decisão, 54
    movimento, 54

respiração, 54
sono, 54
história do, 21-24
doença?, 21
  quando foi considerado, 21
mecanismo de produção, 25-29
  como são produzidos?, 25
  mesmo que a voz?, 27
  local de, 27
  órgão de, 27
  musculatura, 27
    da garganta, 27
  todo ronco é igual?, 28
o que é?, 1
radicais livres e, 60
repercussões metabólicas por, 65
respiração com, 1
tratamento específico dos, 113-124
  ácidos graxos trans, 116
  atividade física, 117
  dieta, 114
  doenças cardiovasculares, 118
  modalidades de, 120
  perder peso, 113
  táticas de quem convive, 118

■ S

Sequela(s), 143
Sistema
  coração-pulmões, 143
  nervoso central, 141, 143
Sonhar
  e poder de decisão, 54
Sonho(s)
  consequência nos, 53-56
    dos roncos, 53-56
      descansar e, 53
      dormir e, 53
      e poder de decisão, 54
      movimento, 54
      respiração, 54
      sono, 54
  fases do sono e, 54
  o que são?, 7
Sono
  apneia obstrutiva do, 37-43, 89-92
    alterações do metabolismo por, 42
    consequências sociais da, 93-96

ÍNDICE REMISSIVO

estatísticas, 93
repercussão econômica, 94
trabalho e, 94
fatores da, 89-92
   agravantes da, 89-92
   de risco, 89-92
homo sapiens, 39
   versus homo roncador, 39
junto com os roncos, 40
não faz barulho?, 40
neanderthais, 39
   versus homo sapiens, 39
obesidade, 91
obstrução nasal e, 89
por que não roncamos?, 40
   acordados, 40
por que só na espécie humana?, 37
quem ronca dorme mal, 42
repercussões metabólicas por, 65
tabagismo, 90
vias respiratórias humanas, 37, 41
   anatomia das, 37
   entre o cérebro e as, 41
distúrbios do, 11-14, 31-36, 57-63, 71-74, 83, 98
   avaliação clínica dos, 98
   desvendando os, 31-36
      alterações respiratórias, 31
      fisiopatologia da apneia, 32
   dormir bem, 12
      o que é?, 12
   e morte súbita, 83
   e radicais livres, 57-63
      versus vasos sanguíneos, 57-63
   o que são?, 11
portador de, 13
   avaliação individual, 13
problemas cardiovasculares por, 71-74
   via produção de radicais livres, 71-74
   quais são os?, 12
é igual, 6
   durante toda a noite, 6
   durante toda a vida, 7
fases do, 54
   e os sonhos, 54
prejuízo intelectual e, 51
profundo, 7, 49
   e superficial, 7
      diferença entre, 7
   interferência do ronco no, 49
REM, 143
superficial, 49
   interferência do ronco no, 49
Sonolência
ao volante, 51
   acidentes de trânsito e, 51
      mais graves, 51
distúrbios respiratórios do, 57
   e produção de radicais livres, 57
diurna, 18, 132
excessiva, 18
   na criança, 132
e acidentes, 50
Sudorese
noturna, 17

■ T

Tabagismo
e apneia do sono, 90
TDAH (Transtorno do Déficit de Atenção e Hiperatividade), 132
Tecido(s)
do corpo, 143
Titãs
da pré-história, 39
duelo de, 39
homo sapiens, 39
   versus homo roncador, 39
neanderthais, 39
   versus homo sapiens, 39
Tonsila(s)
palatinas, 143
Trabalho
e apneia do sono, 94
Tranquilidade
do local onde dorme, 126
mantenha a, 126

■ U

Urina
durante o sono, 17
aumento da produção de, 17

■ V

Via(s)
respiratórias, 26, 37, 41
   cérebro e, 41
   estruturas das, 26
   humanas, 37
      anatomia das, 37
Vigília, 143
Viver
bem, 5
   a noite, 5
      para viver o dia, 5
Voz
ronco e, 27
   mesmo local de produção?, 27
   mesmo órgão de produção?, 27